■ 中华医学健康科普工程 ■

妇科聚焦超声 100 问

主 编：黄胡信

中华医学电子音像出版社
CHINESE MEDICAL MULTIMEDIA PRESS
北 京

图书在版编目（CIP）数据

妇科聚焦超声 100 问／黄胡信主编 . —北京：中华医学电子音像出版社，2021.03

ISBN 978-7-83005-289-8

Ⅰ．①妇…　Ⅱ．①黄…　Ⅲ．①妇科病-超声波诊断-问题解答　Ⅳ．①R711.04-44

中国版本图书馆 CIP 数据核字（2019）第 274163 号

妇科聚焦超声 100 问
FUKE JUJIAO CHAOSHENG 100 WEN

主　　编：黄胡信
策划编辑：史仲静　崔竹青青
责任编辑：崔竹青青
校　　对：张　娟
责任印刷：李振坤
出版发行：中华医学电子音像出版社
通信地址：北京市西城区东河沿街 69 号中华医学会 610 室
邮　　编：100052
E-mail：cma-cmc@cma.org.cn
购书热线：010-51322677
经　　销：新华书店
印　　刷：廊坊市团结印刷有限公司
开　　本：850mm×1168mm　1/32
印　　张：3.5
字　　数：60 千字
版　　次：2021 年 3 月第 1 版　　2022 年 4 月第 2 次印刷
定　　价：38.00 元

主编简介

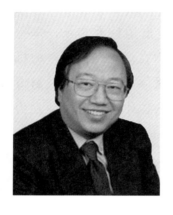

黄胡信（Felix Wong） 澳大利亚籍华人。1976年毕业于中国香港大学，并在英国、澳大利亚、新加坡等地接受毕业后深造，获得中国香港大学内外全科医学士学位、中国香港中文大学医学博士学位及新加坡大学妇产专科硕士学位；历任2所外科学院院士。擅长妇科肿瘤、内镜手术、妇女健康和医院管理。曾任澳大利亚新南威尔士大学妇产科教授，以及澳大利亚西悉尼大学、诺特丹姆大学，中国中山大学中山医学院、南方医科大学、山东省医学科学院、汕头大学、山东大学医学院、扬州大学医学院、首都医科大学、北京协和医学院等多所医学院校的客座教授或名誉教授；悉尼利物浦医院妇女卫生业务部医疗主任，以及多家母婴医院和儿童医院的名誉顾问；《中国微创外科杂志》《实用妇产科杂志》《中华妇产科杂志》，

Journal of Obstetrics and Gynaecology Reasearch，*Journal of Gynaecology and Minimully Invasive Therapy* 等杂志常务编委或编委。现任新南威尔士大学妇产科客座教授，世界华人医师协会妇产科医师分会副会长，中国及亚太地区微创妇科肿瘤协会（CA-AMIGO）主席及中国-澳大利亚-亚太地区微创妇科论坛创会主席。为每年举办1次的"微创妇科论坛"做出极大贡献，为亚太国家的医疗教育做出了巨大贡献，每年为亚太地区国家提供10余个供国外医师在澳大利亚深造的机会。近25年来，参加和组织了百余次医学会议，多次被邀请作为特邀会议讲者。2003年获中国广东省外国专家局颁发的"广东友谊奖"，2005年获Evaluation Committee of Endoscopics Award颁发的"内镜专家奖"和中华医学会妇产科学分会内镜学组颁发的"医疗大使奖"，2006年获越南胡志明市人民委员会颁发的"胡志明市徽章奖"，2009年获中国科学技术部和国家科学技术奖励办公室颁发的"恩德思医学科学技术杰出成就奖"，2017年获中国医师协会妇产科医师分会颁发的"林巧稚杯"奖和亚太妇产科内镜及微创治疗协会（The Asia-Pacific Association for Gynecologic Endoscopy and Minimally Invasive Therapy，APAGE）颁发的"终身成就奖"，2018年获欧洲妇科内镜学会颁发的"卓越贡献奖"。主编医学著作4部，发表论文180余篇。2010年，他从澳大利亚回中国香港私人执业，依然大公无私地为年轻一代提供医学教育支持。

内 容 提 要

　　本书由多位临床经验丰富的妇产科专家编写，对临床上聚焦超声治疗的常见问题进行了梳理，选取了最具代表性的 100 个问题，结合笔者的临床经验，以问答的形式为读者提供科学的相关专业知识。主要内容包括认识聚焦超声，聚焦超声消融治疗在常见子宫良性疾病中的应用，相关并发症和其他问题，以及聚焦超声在妇科其他方面的应用。本书力求科学、实用、严谨，适用于广大女性，有助于解答其在聚焦超声治疗过程中的各种困惑，帮助其高效地与医师进行沟通。也可供年轻的妇产科医师、护士及非妇产科专业的医护人员参阅，以指导其工作。

序

　　这是一部别开生面的，体现现代科技进展和强烈人文关怀的科普书。

　　从解释"聚焦超声"开始，编者把我们带入了一个既能解决实际的临床问题，又是一个虚幻有趣的科技领域。这一过程是多么艰难的科技研究进步！这一理解是多么重要的治疗接受和推广！本书的意义和可读性就在于此。

　　医圣希波克拉底早已有言：药治不好的，要用铁；铁治不好的，要用火。"铁"可以认为是外科，"火"则可以认为是各种能量的医疗应用。"聚焦超声"就是能量。希波克拉底还说"首先，请不要损伤！"这是警世箴言。故而我们提倡贯彻微创，甚至无创。"聚焦超声"就是微无创。

　　我们增添了一项微无创治疗的本领，掌握了一件优良的武器，在"保护器官、保护组织、保护功能、保护精神"的道路上前进了一大步！我们在疾病的治疗，包括妇科肿瘤的治疗，始终提倡和坚持规范化、个体化、人性化和微创化。"聚焦超声"治疗就是按照并符合这四个原则的。

我们特别关注"两个情"——病情和人情。病情，就是患者的症状、肿瘤大小、数目及影响、肿瘤性质的评估等。人情，就是患者的年龄、思想、感情、意愿、要求及婚育、家庭背景等。以此选择我们的治疗方式与方法，最大化治疗的益处，最小化治疗的伤害。

"聚焦超声"的治疗应用日益广泛，除了治疗子宫肌瘤、子宫腺肌病、剖宫产后子宫瘢痕妊娠等，还用于肝癌、胰腺癌、腹膜后肉瘤等实体肿瘤。对子宫肌瘤、子宫腺肌病的治疗更是积累了丰富的经验，有20余家医院的较长时间的良好结果报道，发表在国际权威刊物上。举行过盛大的项目成果发布会及国内外学术交流，引起广泛的关注和热烈的赞誉。

我们体会到，在"聚焦超声"治疗子宫肌瘤的过程中，人性化或人文观念是医疗的主旋律。诚如中国现代妇产科学的开拓者林巧稚大夫经常告诫我们的："有时你看来是把病给治好了，可是病人并不开心，甚至增加了很多忧虑和苦恼。所以，我们要全面为病人考虑。"英国妇科手术大师维克多·邦尼也说，"为了一个纯属良性的子宫肌瘤而切除病人的子宫，不啻一次外科手术的彻底失败！"

人性化就是尊重人、尊重患者。保护器官、保护组织、保护功能、保护精神，就是对患者的最好尊重。这就是患者、妇女、母亲的需要，是国家、社会、大众的期愿，是我们要为之不懈努力的目标。

当然，是切除抑或保留，都有适应证和禁忌证，不可"一刀切"，也不可"一概不切"。应全面地、辩证地处理问题。外科手术是技术，更是哲学、是艺术。正如伟大的医学教育家威廉·奥斯勒所深刻指出的，我们要"避免科学与人文的断裂，技术进步与人道主义的疏离。"

当我们欣喜地阅读这本书的时候，我们也尤为欣喜地看到我国"聚焦超声"技术，特别是"聚焦超声"仪器的研制和推广。现在已经在世界 26 个国家应用，造福于全人类，突显了国产大型医疗器械的强烈闪光，这是真正的"中国制造""中国品牌"！

最后，必须提到主编黄胡信教授，黄教授是著名的妇产科专家，蜚声海内外。黄教授热心关切妇产科学事业，开展学术交流、培养青年医师、推行管理经验，荣获"中国妇产科医师奖"（林巧稚杯）。现今，又亲自主编这部第一本关于"聚焦超声"治疗应用的科普著作，可敬可贺！

是为序。

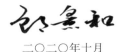

二〇二〇年十月

目　录

妇科聚焦超声 100 问

妇科聚焦超声100问

妇科聚焦超声 100 问

妇科聚焦超声100问

第一章

认识聚焦超声

1 | 什么是声和超声，以及聚焦超声？

声：物体振动时所产生的能引起听觉的声波（频率：20～20 000 Hz），简单来说就是我们平时耳朵能听到的声音。

超声：即超声波，是一种频率高于 20 000 Hz 的声波，是人耳不能听到的。

聚焦超声：一种无创治疗方式，利用超声波作为能源，将其从体外发射到体内，利用超声波的穿透性、可聚焦性，在体内形成一高能量的焦点，当声波发射时，利用超声波的热效应和空化效应，在焦点处产生温度变化，从而达到不同的治疗目的。聚焦超声分为：低强度聚焦超声、高强度聚焦超声。高强度聚焦超声又分为高强度聚焦超声热疗和高强度聚焦超声消融。

2 | 高强度聚焦超声消融技术是什么？治疗原理是什么？

　　高强度聚焦超声消融术（high intensity focused ultrasound），英文缩写过去为"HIFU"，现在为 HIFUa，如今又称之为"聚焦超声消融术（focused ultrasound ablation surgery，FUAS）"。这是一种不需要切开腹壁，不需穿刺就可以杀灭体内肿瘤的新技术，也有人称为"无创手术"。

　　治疗原理：类似于太阳光可以通过凸透镜聚焦一样，超声波也可以聚焦，还可以安全地穿透人体组织。高强度聚焦超声消融术（HIFUa）作为一种非侵入性治疗方案，它通过将体外超声能量聚焦于体内，使靶区组织瞬间达到 60 ℃以上高温，导致其发生凝固性坏死，而对声通道及靶区以外组织几乎不会造成任何伤害；其主要利用超声波的固有特性——热效应和空化效应等，导致组织凝固性坏死，破坏治疗区组织，坏死组织可逐渐被吸收或变成瘢痕（纤维化）。

3 相对于聚焦超声消融术，微创手术（比如腹腔镜手术或宫腔镜手术）是否足以满足医生和患者的治疗需求？

微创手术可以实现多数疾病的治疗，但随着医疗技术的进步，人们生活水平的提高，越来越多的人希望能用创伤更小甚至无创的方式治疗疾病。从"大创"到"微创"，从"有创"到"无创"，这是人类医学发展的必然趋势，也是人类文明进步的永恒追求。在实现治疗目的基础上，尽量减少对患者的损伤，这是每个患者和医生的梦想。因此，微创手术并不足以满足我们的治疗需要，我们需要用创伤更小的方式来治疗疾病，比如比腹腔镜、宫腔镜手术创伤更小的方式——聚焦超声消融术。

4 聚焦超声消融术会取代开腹及微创手术吗？

聚焦超声消融术不会也不可能完全取代开腹及微创手术。因为任何手术都有它的适应证及禁忌证，优势和劣势。子宫恶性肿瘤、血供丰富的子宫肌瘤，带蒂浆膜下子宫肌瘤等采取传统手术（开腹或微创手术）更为适合。但是，聚焦超声消融术是非侵入性的治疗方式，它比开腹手术、微创手术对身体的伤害更小，治疗后恢复更快。如果适合这种治疗方式，在同等条件下，那么可以优选这种方式来治疗。所以，没有哪一项单一技术可以取代其他所有的治疗方式，适合的就是最好的。为了坚持"让患者受伤害最小"的原则，有时可以将聚焦超声消融术联合宫腔镜（腹腔镜）手术进行治疗，制定对患者最合适的治疗方案。

5 | 高强度聚焦超声消融术能治疗哪些疾病？

HIFUa 适用于实质性组织器官的实体肿瘤和疾病，如：妇科的子宫肌瘤、子宫腺肌病、胎盘植入、剖宫产术后子宫瘢痕妊娠、腹壁子宫内膜异位症、子宫角妊娠、功能性子宫出血、卵巢癌肝转移和腹膜后淋巴结转移；外科的肝肿瘤、肾肿瘤、骨肿瘤、乳腺肿瘤、胰腺癌、软组织肿瘤等实体性肿瘤。

6 | 在国外也有人使用聚焦超声消融术吗？使用情况好吗？

"HIFUa 聚焦超声消融术"已经远布全球，目前在国际医疗市场发展成熟的重庆海扶医疗科技股份有限公司已向英国、德国、意大利、西班牙、俄罗斯、古巴、阿根廷、日本、韩国、埃及和南非等近 30 个国家及地区输出产品，并开展多项医疗项目和科研的合作协议，在良恶性肿瘤治疗的安全性、有效性上得到了国际公认。西班牙卫生部部长就呼吁把聚焦超声消融术列为子宫肌瘤、子宫腺肌病的首选治疗。设在意大利米兰的欧洲癌症中心、德国波恩大学医院也把其作为胰腺癌等恶性肿瘤的主要治疗仪器之一。

7 | 聚焦超声治疗分哪两种方式？它们的特点是什么？

聚焦超声分为聚焦超声热疗和聚焦超声消融治疗，两者治疗的温度不一样，热疗的温度大多在 42~50 ℃，利用细胞对其他损伤因子（放疗、化疗）的敏感性或损伤细胞，即使延长加热时间和增加加热的次数也不能完全杀死肿瘤细胞，损伤的细胞还可以通过修复重新恢复原来的活性。超声消融治疗的温度通常在 65~100 ℃，形成凝固性坏死，是不可逆的热损伤，使靶区内组织细胞坏死。

聚焦超声热疗是大焦域（治疗范围可控性和精准性较差，升温效能差，难形成 60 ℃以上的高温），聚焦超声消融是小焦域（治疗范围可控性、精准性高，升温效能高，易形成 60 ℃以上的高温）。

聚焦超声热疗通常需要多次治疗才能获得一些效果，但很多患者因为不能很好地遵循要多次到院治疗的方案而使治疗半途而废；聚焦超声消融通常只需要进行一次消融治疗就有明显的效果，如此患者无须反复多次到医院进行治疗。

聚焦超声热疗技术含量低，是聚焦超声治疗技术的初级阶段，只有一种扫描方式，声通道固定，不能适形治疗，剂量调节是根据疼痛的程度，疗效评价是患者的感觉。聚焦超声消融技术含量高，是聚焦超声治疗技术的高级阶段，可有多种扫描方式，声通道可变，能适形治疗，剂量调节是根据实时监控的客观影像变化，疗效评价是超声造影或增强磁共振成像。

8 为什么有的"聚焦超声治疗"患者是趴着做，有的是仰躺着做呢？会不会仰躺着做患者会觉得舒服一些呢？

治疗中患者体位的不同与治疗设备探头（超声能量发射器）的位置相关，分为下置式治疗头（患者趴着做）和上置式治疗头（患者仰躺着做）两种。

超声不能在空气中传播，而脱气水是最佳的超声传递介质。在 20 世纪 90 年代重庆海扶医疗团队做基础研究和动物实验时也曾经采用上置式治疗头，大量实验证明，上置式治疗头在保证皮肤安全的前提下允许最大声功率为 200 W，超声利用率极差，主要有下列原因。

（1）上置式治疗头封水胶囊，一方面增加了反射界面，加大超声能量在声通道的衰减（反射和吸收），影响治疗的有效性。另一方面，也影响皮肤表面的散热，降低了治疗时皮肤的安全性。

（2）上置式治疗头治疗时患者皮肤与封水胶囊之间不可避免的有空气存在（不论采用什么方法都无法避免），空气对超声是完全反射，即使仅有微量的空气存在，反射的超声能量也是不可低估的。如果能量稍高，很容易造成严重的皮肤烫伤。

（3）上置式治疗头封水胶囊内介质水尽管通过严格的处理，其氧容量很低，但强超声通过介质水时，或多或少会产生一定的气泡，气泡轻于水，向上漂浮而吸附在治疗头和监控探头表面，阻碍超声传递并干扰声场，导致治疗超声衰减，影响超声能量在靶区的沉积，从而影响治疗效果。同时，干扰声场会影响聚焦的效果，进一步影响治疗效果。另一方面，气泡附着在监控探头表面，会影响监控超声图像质量。

重庆海扶医疗遵循声场优先原则的下置式治疗头的优势：除具有上述优势外，自动循环的超纯脱气水（氧容量<3 ppm，水温 10~40 ℃可调）确保最小的超声能量衰减；介质水直接与皮肤接触具有降温作用；专用皮肤脱气脱脂装置，减小超声能量损耗，提高超声能量利用率，聚能比（焦域声强比和入射通道表面声强）达 28 000∶1，同时也增加了皮肤的散热能力，减少皮肤损伤的机会。

（4）上置式治疗头在治疗过程中运动会带动脏器移位，容易导致脱靶（也就是治疗焦点）。

（5）上置式超声耦合剂和治疗头耦合不完全，在同等声能量输出的前提下，下置式治疗头更安全。

有效性方面：下置式治疗头可一次性达到消融治疗效果，上置式治疗头需反复多次治疗也很难达到消融治疗效果。

不论任何体位治疗，安全、有效、高效、舒适一定是需要同时尽量去满足的，而治疗的安全性、有效性和高效性又是重中之重，俯卧位时患者的身体接触面都有与人体力学一致、触感与人体皮肤非常相近的体位材料作为支撑配合，加上舒适的镇静镇痛方案，所以在术中患者感受是非常舒适的。

9 聚焦超声消融治疗可靠吗？有权威数据证明它的安全性和有效性吗？有什么优势呢？

聚焦超声消融已用于临床 20 多年了，治疗过很多案例，目前已有大量的临床案例、相关的分析论文发表在国内外文献上，证明聚焦超声消融治疗是一种安全、有效的肿瘤治疗方式。2017年 6 月 19 日 "东西方智慧携手——聚焦超声手术治疗子宫肌瘤的飞跃"成果发布会在全国政协礼堂举行，由中国医师协会、重庆医科大学、中国医师协会妇产科医师分会主办，中国工程院/中国医师协会妇产科医师分会郎景和院士、英国牛津大学 David

Willian Cranston 教授、中国医师协会会长张雁灵、九三学社中央委员会主席韩启德院士参会并做了重要讲话。此课题为中国国家"十二五"期间支撑计划课题——"超声消融子宫肌瘤的前瞻性、多中心、同期非随机平行对照研究"成果，对超声消融手术与传统手术（包括肌瘤剔除术和子宫切除术）治疗子宫肌瘤的安全性、有效性做了科学评价，此项目共招募 2411 名有症状的子宫肌瘤患者，在全国 20 多家医学中心，由英国牛津外科试验中心、超声医疗国家工程研究中心、中国 Cochrane 循证医学中心共同完成的研究工作。研究结果：超声消融治疗子宫肌瘤有效性不低于传统手术，安全性显著优于传统手术，创伤微小，显著改善症状，提高患者生活质量，大大缩短住院时间、节约医疗成本，易掌握，是具有广泛发展前景的子宫肌瘤治疗技术，相关研究结果发表在全球妇产科领域最顶尖的《英国妇产科杂志》。

高强度聚焦超声消融治疗的优势：①不开刀、不穿刺、不流血、痛苦小，术后恢复快，术后 2 小时即可正常下床活动。②不需要全身麻醉或椎管内穿刺麻醉。③治疗不受肿瘤大小、形状限制。④保留器官，不伤及其他正常组织。⑤一般是一次性消融治疗。⑥治疗时间短、术后恢复快。⑦无辐射。⑧可重复治疗。

第二章

聚焦超声消融治疗在常见子宫良性疾病中的应用

10 聚焦超声消融术可以治疗子宫肌瘤吗？它与其他子宫肌瘤的治疗方式相比较，各自都有哪些优势及劣势呢？

聚焦超声消融术可以治疗子宫肌瘤。子宫肌瘤的治疗方式如下。

（1）聚焦超声消融术：利用超声波具有组织穿透性及可聚焦性，使肿瘤内部治疗靶区温度瞬间升高到 60 ℃以上，导致肿瘤发生凝固性坏死，治疗后肌瘤逐渐吸收缩小，从而症状缓解并控制肌瘤的进一步生长。适用于有症状或严重心理负担、有生育要求的子宫肌瘤患者。另外，聚焦超声消融治疗是体外对体内的治疗，几乎不伤及正常的子宫组织，较好地保留子宫的完整性，具有无创、术后恢复快、重复性好等优点（表 2-1，图 2-1）。

表 2-1　传统手术、内镜手术与高强度聚焦超声治疗子宫肌瘤的比较

项　　目	治疗方式		
	传统手术	内镜手术	聚焦超声消融术
原理	开刀	开刀	超声波聚焦
周边健康组织	伤害较大	伤害较小	几乎无损伤
子宫外观	可能切除子宫	可能切除子宫	保留子宫及功能
伤口	大伤口	小伤口	完全无伤口
治疗时间	较长	较长	较短
需麻醉	插管全身麻醉	插管全身麻醉	不需要
术后恢复期	2~4 个月	4~8 个周	7~10 天
组织粘连	90%	30%	无

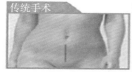
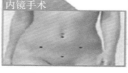
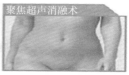

伤口 10~15 cm　　　　伤口 3~4 cm　　　　表皮无伤口、子宫亦无伤口

图 2-1　各种手术途径对比

（2）随诊观察：如患者肌瘤较小，无明显临床症状，且无恶变征象，可定期随诊观察；若肌瘤继续长大或出现临床症状，则可进一步治疗处理。

（3）药物治疗

①促性腺激素释放激素激动剂（GnRH-a）：GnRH-a 不宜长期持续使用，仅用于手术前的预处理或治疗后的辅助，一般用 3~6 个周期，以免出现低雌激素引起的严重更年期症状。

②米非司酮：是一种孕激素拮抗剂，近年来临床上用于治疗

子宫肌瘤，可使肌瘤体积缩小，但停药后肌瘤多继续长大。

③达那唑：术前用药或用于不宜手术的子宫肌瘤患者，使肌瘤缩小。停药后子宫肌瘤可长大。服用达那唑可造成肝功能损害，此外，还可有雄激素引起的不良反应（体重增加、痤疮、声音低钝等）。

④他莫昔芬（三苯氧胺）：可抑制子宫肌瘤生长。但长时间应用，个别患者子宫肌瘤反而增大，甚至诱发子宫内膜异位症和子宫内膜癌，应予以注意。

⑤雄激素类药物：常用药物有甲睾酮（甲基睾丸素）和丙酸睾酮（丙酸睾丸素），可抑制肌瘤生长。应注意使用剂量，以免引起男性化。

（4）手术治疗：子宫肌瘤的手术治疗包括肌瘤剔除术及子宫切除术，可经腹部或经阴道，也可行内镜手术（宫腔镜或腹腔镜）或开腹。手术途径的选择取决于患者年龄、有无生育要求、肌瘤大小及生长部位、医疗技术条件等因素。

①肌瘤剔除术：子宫肌瘤剔除术（图2-2）的方法是切开子宫，将肌瘤从假包膜中剔除，然后缝合子宫。主要用于40岁以下年轻妇女，这种手术方式保留了子宫。适用于肌瘤较大、月经过多、有压迫症状、因肌瘤造成不孕者、黏膜下肌瘤、肌瘤生长较快但无恶变者。该方法存在术后肌瘤复发的问题，5年内的复发率为30%~40%。

②子宫切除术：症状明显且无生育要求者，子宫肌瘤有恶性变可能者可行子宫切除术。子宫切除术的方法是切除子宫体部和

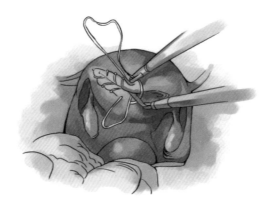

图 2-2　子宫肌瘤剔除术

（或）子宫颈，保留一侧或双侧附件，也可一并切除双侧输卵管，根据年龄决定是否切除卵巢，主要有通过腹部切除子宫和通过阴道切除子宫两种方式。子宫切除术可选用全子宫切除或次全子宫切除，年龄较大者以全子宫切除为宜。术前须除外子宫颈恶性疾病的可能性。

　　③子宫动脉栓塞术：将动脉导管插至子宫动脉（图 2-3），注入栓塞颗粒（图 2-4），阻断子宫肌瘤血供，以达到肌瘤萎缩甚至消失的目的。5%的患者术后有发生卵巢功能早衰的可能，也有罕见的盆腔感染的报道，以及误栓其他血管的可能。

　　④腹腔镜和宫腔镜手术：腹腔镜下治疗方式包括子宫切除、肌瘤剔除。腹腔镜是一种带有微型摄像头的器械。腹腔镜手术：

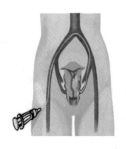

图 2-3 子宫动脉栓塞术示意图

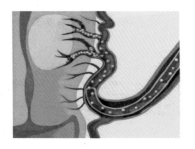

图 2-4 子宫动脉栓塞术中动脉
导管内注入栓塞颗粒

使用冷光源提供照明，将腹腔镜镜头（直径为 3~10 mm）插入
腹腔内，通过镜头使操作的医生在专用监视器上观察到患者腹腔
内的情况，对患者的病情进行分析判断，并且运用特殊的腹腔镜
器械进行手术（图 2-5）。宫腔镜手术：采用冷光源，内镜经阴
道从子宫颈进入宫腔，将宫腔及肌瘤放大显示在专用监视器上，

以便直观、准确地对宫腔内形态和病变等进行观察、分析，并且进行手术。

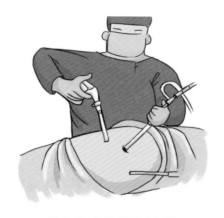

图2-5　腹腔镜手术场景

11 微创手术和开腹手术相比于聚焦超声消融治疗是不是能更彻底地治疗子宫肌瘤？

任何保留子宫的治疗方式，子宫肌瘤都有复发或新发的可能，都不能保证完全彻底地治疗子宫肌瘤。子宫切除是目前唯一能根治子宫肌瘤的治疗方式，但是子宫切除后患者器官缺失，丧失生育能力，且可能出现阴道干燥、性交痛、卵巢功能受损、更年期提早、性格改变等一系列身心问题。所以，是否需要因为良性的子宫肌瘤疾病而切除子宫，需要医生及患者慎重考虑。

对于微创手术而言，需要操作者有较高的技术要求，存在风险：①微创需要全麻，有全麻相关风险。②术中出血的风险。③手术后发炎（感染）的风险。④肿瘤粉碎后腹腔种植的风险。⑤子宫瘢痕形成，若术后妊娠，则有子宫破裂的风险。⑥伤口愈合不佳的风险。⑦因肌瘤小和位置不佳，没有发现，有肌瘤遗留的风险。⑧肌瘤复发率较高，3~5年的复发率在40%左右。

12 聚焦超声消融治疗是如何治疗子宫肌瘤的？

聚焦超声消融治疗，其原理（图2-6）是利用超声波在人体

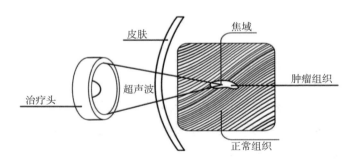

图2-6 聚焦超声消融原理

组织中良好的穿透性，将体外发射的超声波聚焦于体内靶肿瘤，通过热效应和空化效应作用，使肿瘤组织发生瞬间高温，从而使组织发生凝固性坏死，而对声通道及病灶周围组织几乎无损伤，坏死后的子宫肌瘤被机体逐渐吸收而缩小。通俗来讲，就像放大镜把太阳光聚焦起来能够点燃纸张一样，我们将高强度的超声波聚焦到体内子宫肌瘤的位置，聚集到一起的超声波能够产生热量，瘤体内的细胞在高温下失去活性，发生凝固性坏死，坏死的细胞逐渐被人体的正常细胞清除，体积逐渐缩小。

治疗时患者俯卧于治疗床上，声能装置从小腹部将能量传到体内完成治疗（图 2-7），整个过程不需要开刀、不打孔、不穿刺、不出血，不用全身麻醉，治疗后即刻可下床活动。

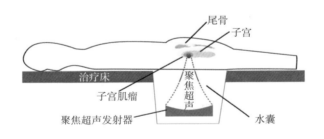

图 2-7　聚焦超声消融治疗子宫肌瘤

13 | 哪些子宫肌瘤患者适合接受聚焦超声消融治疗？

就患者年龄来说，年轻患者或者临近绝经期患者最适合接受聚焦超声消融治疗。因为年轻患者以后再发肌瘤的可能性大，可以充分利用聚焦超声治疗的可重复性和无创性。有生育要求的高龄（≥40 岁）患者，因随年龄的增长妊娠概率下降，患者可以在术后 3~6 个月以后尝试妊娠，较腹腔镜肌瘤剔除术后 1~2 年妊娠时间明显缩短。聚焦超声消融治疗子宫肌瘤可以为年轻患者争取肌瘤复发前妊娠的妊娠机会，为高龄患者争取更早或更多的妊娠机会。

围绝经期患者马上就要绝经，绝经后子宫肌瘤也可自愈，有症状的患者通过无创的聚焦超声治疗可以避免手术，保护身体。

结合病史、实验室及影像学检查，确诊为子宫肌瘤，并经术前定位成功的子宫肌瘤患者均可治疗。关于子宫肌瘤的大小，只要机载超声可以显示（1 cm 以上），具有安全声通道的子宫肌瘤均可以治疗。对于部分巨大肌瘤（10 cm 或以上的子宫肌瘤），可以分多次接受聚焦超声消融治疗。临床上超过 80% 的子宫肌瘤，如肌壁间（肌壁间突向浆膜下的子宫肌瘤在有安全声通道的前提下是可以行聚焦超声治疗的，只是在靠近浆膜层部分有时不能全部消融。研究表明，进行聚焦超声消融治疗在消融率达到 70% 时就已经和手术切除有同等效果），黏膜下（只要肌瘤能清晰显示，具有安全的声通道，肌壁间凸向黏膜的子宫肌瘤可以进行聚焦超声治疗，治疗后子宫肌瘤可能在近期排出，或者逐渐吸收缩小）及浆膜下多种位置的肌瘤（图 2-8），以及多发肌瘤（治疗多发肌瘤效果显著

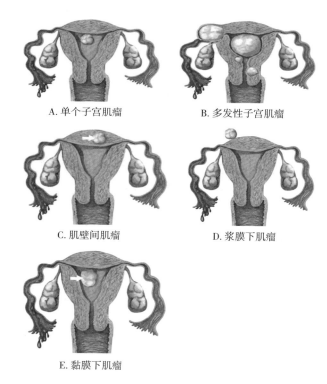

A. 单个子宫肌瘤 B. 多发性子宫肌瘤

C. 肌壁间肌瘤 D. 浆膜下肌瘤

E. 黏膜下肌瘤

图 2-8　子宫肌瘤分型

注：图中箭头表示子宫肌瘤

优于腹腔镜，有时候甚至比开腹手术治疗更彻底。但对于多发性子宫肌瘤而言，任何治疗后都有可能面临复发问题，此时使用聚焦超声治疗无创及其可重复性的优势体现尤为突出）都适合接受聚焦超声消融治疗。

14 进行聚焦超声消融治疗前需要做哪些准备工作？有什么要求吗？

聚焦超声消融治疗的时间窗与一般的妇科手术相比要长一些，只要是非月经期，没有明显的阴道出血的情况，就可以接受聚焦超声治疗。

聚焦超声消融术前准备主要是饮食准备、肠道准备，还有治疗区皮肤准备和膀胱准备。部分患者可能需要锻炼膀胱（详见第19问）。在这些准备里面，饮食准备和膀胱准备是需要患者在入院前就配合完成的。饮食准备是指治疗前2天进清淡、少渣、不产气饮食。膀胱准备是入院前3~7天反复练习憋尿。其他准备可在治疗前1天及手术当日完成。良好的术前准备是保证治疗安全、有效的前提。

15 | 聚焦超声消融手术既然不能像开刀一样把肌瘤取出来，那么如何分辨肌瘤良恶性？

判断肿瘤良、恶性的金标准是病理检查，准确率可以达到99%。由于影像学技术的显著发展，子宫占位病变通过彩超、增强MRI、肿瘤标志物等检查，对于良、恶性的判断准确率可以达到95%以上。医生只要考虑有恶变可能，就会建议手术治疗，把患者的安全放在第一位。随访中发现，尽管依靠多技术的临床诊断的准确率比病理诊断低，但仍然可以通过聚焦超声消融术获得很好的补救。而病理诊断是"事后"诊断，即手术完成后的诊断，如果病理诊断与手术前的诊断不一致，将可能带来灾难性后果，如恶性肿瘤细胞的播散。

16 | 我检查出了子宫肌瘤，但是没有任何不舒服的症状，可以做聚焦超声消融治疗吗？

具体情况需要具体分析，也就是我们常说的个性化治疗。对于没有生育需求或围绝经期的患者，可以建议患者门诊随访观察。常规来讲子宫肌瘤的最大径线达到5 cm者有临床手术的指征，建议进行有创手术或聚焦超声消融术治疗。但如果子宫肌瘤是多发的，建议早发现、早处理，避免肌瘤长大后无论是选择有创手术还是无创聚焦超声治疗都可能面临所需手术（治疗）时间过长、手术创面大需要输血、恢复时间长或失去保留子宫机会的问题。对于有生育需求的患者，以及心理压力较大、有强烈治疗意愿的患者，即使肌瘤未达到 5 cm 也是可以通过有创手术或无创聚焦超声消融术治疗的。

17 我很胖，腹部脂肪比较多而且医生说我是后位子宫，可以做聚焦超声消融治疗吗？

　　肥胖并非是聚焦超声消融治疗的绝对禁忌证，也不是影响治疗效果的主要因素，对于体型偏胖的患者，我们需要术前进行磁共振成像的评估（子宫肌瘤血液灌注情况、T_2WI 信号），以及机载超声的定位（声通道情况、腹壁脂肪厚度，特别是手术瘢痕情况），然后再来具体判断是否进行治疗。

　　子宫肌瘤用聚焦超声消融治疗的效果受多种因素影响，主要包括患者子宫肌瘤性质、肌瘤血供、子宫方位及肌瘤位置、肌瘤周围环境、肥胖程度、术前准备、患者疼痛阈值等，其中关键因素是肌瘤性质及血供，子宫方位只是其中一个因素，而且不是关键因素。

18

我有子宫肌瘤，平时月经量多，已经有严重贫血，很多医院告诉我做手术前必须输血，但是我不愿输血，听说进行聚焦超声消融治疗不出血，不开刀，那么我能接受聚焦超声消融治疗吗？

接受聚焦超声消融治疗对患者贫血状况也有一定的要求，但比手术的要求放宽很多，一般要求患者的血红蛋白在 70 g/L 以上。对于贫血严重，血红蛋白低于 70 g/L 的患者（因为此类的患者平常对耐缺氧能力比正常不贫血者弱，在术中又要用一定的镇静镇痛药物，使用这些药物后贫血患者的耐缺氧能力更要减弱），如果实在不愿意输血，可以考虑治疗前通过药物减少月经期出血量或者补铁纠正贫血，以达到提高血红蛋白含量的要求。对于血红蛋白水平在 40~70 g/L，不能纠正者，可在治疗期间给予血浆代用品来维持循环系统的稳定性，仍然可以进行聚焦超声消融治疗。

19

为什么医生让我做聚焦超声消融治疗前要做膀胱训练（反复憋尿）？会造成尿路感染吗？

聚焦超声消融治疗有其特殊性，术中我们需要借助膀胱将肠道推挤出声通道（即超声波穿过的圆锥体形通道）外以保证声通道的安全性。部分患者因为膀胱变形较差，不能将治疗通道上的肠道推挤干净，无法建立安全的声通道，在治疗时就有可能造成肠道损伤。这时医生会建议患者锻炼膀胱，增强膀胱的可塑性。锻炼膀胱是不会造成尿路感染的，但是过度的训练可能造成尿潴留，因此患者需要按医嘱进行，不可盲目自行锻炼。

20

若患有多发肌瘤，且其中还有一个是恶性，其他肌瘤为良性。聚焦超声消融术可以治疗吗？消融不到的肌瘤以后再长大怎么办？

子宫肌瘤恶变概率较低，但在任何怀疑病变有恶性可能的情况下，为慎重起见，建议手术切除，明确病理诊断，以免疾病进展延误治疗。

一次性完全消融是比较困难的，传统手术也无法切除所有子宫肌瘤，但进行聚焦超声消融治疗可以消融绝大部分子宫肌瘤，很好地控制肌瘤生长速度和临床症状。复发后可以再次消融，进行聚焦超声消融治疗的最大优势就是无创，无须全身麻醉或椎管内麻醉（半麻），而且可以重复治疗。

21 医生告诉我，子宫肌瘤用聚焦超声消融治疗 95%有效，如果我是那 5% 怎么办？

子宫肌瘤多为良性病变，进行聚焦超声消融治疗受限于肌瘤血供、位置等原因，总的临床有效率目前达到 95%以上，存在部分治疗效果不理想的可能。聚焦超声消融治疗有效的判断标准和常规手术不一样，包括不适症状改善、病灶缩小、生育成功率提升等。但是聚焦超声消融治疗也是有局限性的，若治疗效果不理想，可根据具体情况处理。如果肌瘤部分坏死，且无明显症状，可选择继续观察；若评估仍适合进行聚焦超声消融治疗，可再次补充聚焦超声消融治疗或药物治疗后（如 GnRH-a）再次治疗。对于评估后再次进行治疗效果仍可能不理想的患者，可以选择手术治疗。

22 聚焦超声消融治疗术后怎么预防子宫肌瘤复发？

子宫肌瘤的发病机制尚不明确，目前认为主要与子宫对雌激素高敏感性有关。

建议从饮食、运动、睡眠、情绪上积极地调理，尤其对于年轻的患者，平时注意避孕、避免口服含有激素的保健品，少吃豆制品、蜂蜜等富含植物性雌激素的食物，对子宫肌瘤的复发会有一定的控制作用。后期建议定期随访。

23 为什么医生建议进行聚焦超声消融治疗前做磁共振成像检查呢？

原因有两点：①聚焦超声消融治疗是一种无创治疗，没有办法得到病变组织的病理学诊断，而磁共振成像检查是判断子宫病变性质非常重要的辅助检查手段，帮助医生初步判断病灶的良恶性；②磁共振成像检查能够更直观、准确地显示出子宫肌瘤的数目、大小、位置、血供，以及与周围组织的关系，且通过术前磁共振成像 T_2WI 的信号表现和动态血液灌注情况，可初步判断子宫肌瘤对聚焦超声消融治疗的敏感性，对治疗难度、效果及是否需要治疗前的辅助治疗作出预判。

24

聚焦超声消融治疗巨大肌瘤时，如何使用促性腺激素释放激素类似物（GnRH-a）？使用 GnRH-a 治疗后会出现哪些不良反应？

聚焦超声消融治疗前是否给予 GnRH-a 治疗取决于患者的年龄、子宫肌瘤的血供、大小，以及肌瘤的 MRI 表现，肌瘤大小不是辅助用药的唯一标准。对于年轻、血供较丰富、MRI 中的 T_2 加权像高信号者可术前给予 3~6 个周期 GnRH-a 治疗，即 3~6 针，具体多少针，需要根据肌瘤的反应来确定，通常是 3 针。目的在于减少肌瘤血供、缩小病灶，使肌瘤的边界更清楚，以提高治疗的效率、有效性，增加安全性。每针的剂量是 3.75 mg，皮下注射，缺点是治疗的整体费用会较高。

大部分患者使用 GnRH-a 后月经会不来潮，但是也有少数患者会出现少量出血，或月经正常来潮。3 针治疗后，有部分患者会在停药后 1~2 个月就来月经，但是也有部分患者在停药以后3~6 个月才会来月经。

25

进行聚焦超声消融治疗子宫肌瘤过程中会感觉到疼痛吗？治疗期间需要麻醉吗？

聚焦超声消融治疗是无创治疗，不损伤病灶以外的其他组织和器官，所以患者在治疗过程中不会有剧烈的疼痛。但由于超声波是热消融治疗，体内某些组织，如骨骼、神经和瘢痕组织，对超声波特别敏感，所以部分患者有一些反应，主要有骶尾部疼痛、下腹部疼痛、耻骨联合疼痛及皮肤烫感等；极少数患者可能有放射痛，也就是治疗区域以外的疼痛，比如下肢疼痛、肛门坠胀、会阴部刺痛等，一般都可以忍受。另外，治疗中也会辅助使用镇静镇痛药物，能够帮助患者更好地耐受，让治疗更加舒适。

聚焦超声消融治疗作为无创治疗，术中无须全麻或椎管内麻醉，只需要少量镇静镇痛的药物即可，这些药物使用后患者仍然处于清醒状态，而且药物代谢快，药物用量比麻醉用量少得多，几乎没有不良反应。如术中有不适可以及时向医生传达。

26

聚焦超声消融治疗后的肌瘤到哪里去了？

经过聚焦超声消融治疗后，肌瘤组织会产生凝固性坏死，类似于我们平时把肉煮熟了的样子。此时肌瘤还在原来的位置，大小也没有显著变化，但是细胞已经被杀死，不会再继续生长，周围正常组织里的白细胞、中性粒细胞等具有吞噬异物功能的细胞会把坏死的肌瘤组织缓慢吸收掉，我们定期做检查就会发现肌瘤逐渐缩小。部分黏膜下子宫肌瘤坏死后，可能在经期或非经期自行排出。

27 我接受聚焦超声消融治疗 1 个月了，B超检查肌瘤还是和术前差不多大，术后肌瘤多久能缩小甚至完全吸收？

大部分患者进行聚焦超声消融治疗 1 个月后，肌瘤体积缩小不是很多，再考虑到超声检查的误差问题，所以肌瘤有可能与术前差别不大。一般来说，术后 3 个月肌瘤体积约吸收 45%，术后 6 个月约吸收 60%，术后 1 年吸收 70%~80%（图 2-9）。术后肌瘤的吸收速度有个体差异，如果术后能够结合适量的运动，对肌瘤的吸收会有一定的帮助。部分患者肌瘤会完全吸收，部分患者由于体质因素，坏死肌瘤纤维瘢痕化或钙化而不再变化。

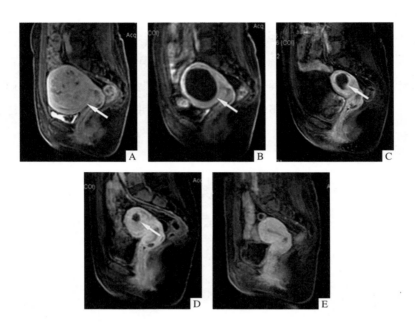

图 2-9 聚焦超声消融治疗前、后子宫肌瘤磁共振成像（MRI）影像变化

A. 治疗前；B. 治疗后即刻；C. 治疗后 3 个月；D. 治疗后 6 个月；E. 治疗后 1 年；箭头所示为肌瘤

28

我有强烈的生育需求，但是有子宫肌瘤，如果我接受聚焦超声消融治疗后怀孕是否安全？治疗后多久可以开始备孕呢？

　　聚焦超声消融治疗属于绿色治疗，使用的方法是绿色无污染的超声波治疗，我们都知道超声波可以用于妊娠各期的检查，是十分安全的。而且聚焦超声消融治疗是精准医疗，只会破坏靶区肿瘤，对周围其他组织器官无损伤。治疗后的备孕时间根据所治疗的肌瘤的位置、大小不同也会有所不同。建议治疗后可以向医生详细咨询备孕的时间问题。

　　我们有很多患者术后2~3个月就妊娠并足月分娩，并没有观察到对宝宝及产妇有安全性方面的影响。目前尚未有治疗后致畸的报道。传统的手术治疗常要损伤子宫的平滑肌、胶原纤维和弹性纤维，结果导致瘢痕愈合，此时，子宫的强度下降，在妊娠后期或分娩时，有时会出现子宫破裂。而聚焦超声消融治疗几乎不损伤子宫的这些组织，子宫的强度几乎不受任何影响，在妊娠后期或分娩时，子宫破裂发生的可能性很小。到目前为止，上千例分娩，没有发生一例子宫破裂。

29 进行聚焦超声消融治疗后，术后为什么有些患者需要服用米非司酮？

95%以上的子宫肌瘤患者在进行聚焦超声消融治疗后不需要进一步的内分泌治疗。但是针对个别患者，尤其是临床症状较重，预计短时间症状改善不明显时，可酌情给予米非司酮治疗，以帮助控制疾病的进展及缓解临床症状。

30 聚焦超声消融术可以治疗子宫腺肌病吗？它与目前临床上常用的治疗方式有什么区别？

聚焦超声消融术可以治疗子宫腺肌病。

目前临床上子宫腺肌病的治疗方法很多，药物、手术、介入、高强度聚焦超声消融（HIFUa）。每种治疗手段都有一定的利弊，应根据患者具体病情制订个体化的治疗方案。

（1）药物治疗：对于症状轻的子宫腺肌病患者，尤其是年轻患者，可采取非手术治疗方式，如药物治疗。子宫腺肌病的几种药物治疗如下。

①放置曼月乐环（LNG-IUS）：曼月乐环是什么？简单来说就是一个可以缓慢释放左炔诺酮（避孕药）的节育环，使子宫腔

局部形成高浓度的孕激素环境，引起子宫内膜暂时性萎缩，抑制生长，从而使每次月经的经血量减少，缓解痛经。其最常见的不良反应是阴道不规则出血，但基本都在上环后3~6个月消失。该类药物环较普通节育环贵；部分患者经量较大时可能出现环移位或脱落可能。

②促性腺激素释放激素类似物（GnRH-a）：是目前治疗子宫内膜异位症最有效的药物。GnRH-a通过抑制垂体分泌促性腺激素，导致卵巢激素水平明显下降，出现暂时性闭经（短时间内无月经）。一般在月经第1天皮下注射，每28天注射一次，可连续应用3~6个周期，多数患者在用药后第2个月开始闭经，可使痛经缓解，停药后短期内排卵可恢复，也有病灶生长复发可能。部分女性在治疗后会出现潮热、失眠、骨痛等不适，主要是药物抑制卵巢雌激素分泌引起的不良反应。对于出现这些症状的女性，可以添加一些药物来缓解症状。

③口服短效避孕药：它可以直接作用于子宫内膜和异位内膜，导致内膜萎缩和经量减少，从而起到缓解症状的作用，但长期服用可能导致肝功能异常、内分泌失调等相关不良反应。

（2）手术治疗：子宫腺肌病的手术分为保守性手术和根治性手术两种，对于那些比较年轻，有生育要求的，局限性腺肌瘤的患者，可采取子宫腺肌瘤切除的办法，手术方式可选择腹腔镜或经腹手术。但由于病灶广泛，界限不清，手术难以切净，且15%~30%的子宫腺肌病患者合并盆腔子宫内膜异位，术后易复发，通常需要补充药物治疗。此外，因子宫切口周围血供较差，子宫肌层张力下降，建议术后需避孕 2~3 年，防止再次妊娠时子宫破裂风险。

对于没有生育要求，或弥漫性子宫腺肌病，痛经无法忍受的患者，可以采取子宫切除术，根据患者年龄决定是否保留卵巢。手术方式选择腹腔镜或经腹均可。腹腔镜手术具有微创、美观的优势，更容易被患者所接受。但子宫切除术后患者会出现个性改变、易怒、性交困难、关节骨骼疼痛等（1991 年美国赫氏基金会长期研究结果）。

（3）介入治疗：利用一根导管由下肢动脉穿刺进入，到达子宫两侧供血动脉，释放栓塞药物将两侧血管堵住，从而破坏病灶血管，使异位的内膜组织坏死。该治疗近期效果明显，患者月经量减少及痛经缓解率较高，子宫及病灶体积可相应缩小。但介入术后因子宫收缩会引起较严重疼痛，需要较大剂量镇痛药对症处理；治疗后还可能会出现阴道出血、发热、卵巢功能衰退等问题，以及损伤正常子宫组织，治疗后对自然妊娠可能存在一定影响，因此对于年轻有生育要求的患者需慎重选择。

（4）高强度聚焦超声消融治疗（HIFUa）：高强度聚焦超声消融治疗是将体外产生的超声聚焦到病灶区域，产生 65 ℃~100 ℃瞬间的高温，破坏子宫腺肌病病灶，使其发生凝固性坏死，而周围正常组织无损伤。坏死病灶吸收后，子宫逐渐缩小，痛经及经量多的症状得到改善。治疗后子宫腔内环境改善，可增加患者受孕概率。该治疗的主要优点：不开刀，只需少量镇静镇痛药物，不出血，无瘢痕及并发症少，同时恢复快，痛苦小，也不会造成盆腔粘连，影响盆腔内环境。聚焦超声消融治疗后也同样存在复发的可能，但可以反复治疗来达到理想的效果。该方法主要用于处理子宫的异位病灶，如果合并卵巢或盆腔等其他器官的异位病灶，则聚焦超声消融治疗效果可能不佳。

聚焦超声消融是一种新型的治疗方法，符合目前微无创治疗的医疗模式。国际上许多医院均已广泛开展子宫腺肌病的聚焦超声消融治疗，对于爱美、想保留子宫完整性、有生育要求的女性尤其适合。当然，在治疗子宫腺肌病的适应证上需要挑选。目前我们主要用于局灶性腺肌瘤、子宫较大的腺肌病的治疗。一般在手术后可应用 GnRH-a 和（或）曼月乐环，达到巩固疗效，延缓复发的目的。有部分女性经综合治疗后能够自然妊娠。

由于子宫腺肌病生长模式的特殊性，病灶范围较弥散且无明显边界，具有一定的复发性，综合治疗、综合管理已成为该疾病的治疗趋势。

31 | 聚焦超声消融治疗可以根治子宫腺肌病吗？进行聚焦超声消融治疗的主要目的和优势是什么？

聚焦超声消融治疗不能根治子宫腺肌病，根治子宫腺肌病的唯一方法是子宫全切术，但合并盆腔子宫内膜异位症的患者，即使切除子宫，仍然达不到根治目的。聚焦超声消融治疗子宫腺肌病的主要目的是消融及缩小病灶，控制病灶生长，缓解痛经及经量增多等临床症状。

①聚焦超声消融治疗模式是一种全新的无创治疗模式，不开刀、不出血，无辐射及化学损伤，焦域面积小，病变区域周边组织不易受累而造成灼伤，治疗安全可靠，利于患者早期恢复。

②进行聚焦超声消融治疗后可保留子宫且无瘢痕，不影响女性内分泌及生育功能，不良反应小且轻，可重复性强。

③聚焦超声消融治疗采用静脉镇静镇痛，通过剂量调整能保证患者清醒并与医生正常沟通，有助于减少麻醉相关性并发症，避免传统手术存在的邻近脏器损伤风险。

症状缓解的时间及复发存在个体差异，绝大部分患者缓解时间超过2年。子宫腺肌病的治疗可以通过多种治疗方式，如聚焦超声消融、中药、激素、曼月乐等联合治疗，以达到综合管理，提高生活质量的目的。

32 相对于聚焦超声消融治疗，子宫腺肌病传统根治术（切除子宫＋输卵管、卵巢）的危害有哪些？哪些情况下需谨慎选择传统根治术？

（1）危害：相对于聚焦超声消融治疗，子宫腺肌病传统手术方式一般为全子宫加双侧输卵管切除，因手术创伤大，出血多，术后丧失生育功能，部分影响卵巢功能及性生活，子宫切除会产生一系列并发症，包括周围脏器损伤、肠粘连、出血过多、术后感染及卵巢功能降低引起的围绝经期症状（潮热、易怒、焦虑、抑郁等）和继发子宫内膜异位症。仅适用于患者无生育要求，且病变广泛，症状严重，非手术治疗无效者。

（2）以下情况请谨慎选择传统根治术：

1）对于年轻还没有生育的患者，手术要非常慎重，原因如下：①子宫腺肌病病灶与子宫肌层之间无清晰界线，手术不易切除干净。②腺肌病的子宫弹性差，切口部位不易缝合，发生出血、感染、子宫成形不满意、盆腔粘连的风险较高。③子宫上遗留的瘢痕为妊娠期子宫破裂埋下隐患，还可能增加胎盘异常（胎盘粘连、胎盘植入等）的风险。④子宫腺肌病的病灶分布特点千奇百怪，就像一把粗盐撒在子宫肌层，有的病灶较为局限，形成腺肌瘤，有的病灶弥漫性分布在整个子宫，经常造成术中不知从何下刀为好的局面。

2）对于还未完成生育的女性，医生的手术刀更应小心谨慎，不能进行大刀阔斧的毁损性手术，很难指望保守性手术获得病灶切除干净的满意效果，术后仍需长期结合药物等综合治疗。

33

是不是所有的子宫腺肌病都可以进行聚焦超声消融治疗呢？不做治疗子宫腺肌病会发生癌变吗？

原则上 80% 的子宫腺肌病患者可考虑进行聚焦超声消融治疗，采用的技术是一种新的非侵入性的热消融技术，通过将超声波从体外聚焦于体内的子宫内膜异位病灶，使靶区组织细胞变性坏死，坏死的组织吸收缩小，使病变的增大子宫恢复正常或接近正常，从而达到减少月经量、缓解痛经的目的。

子宫腺肌病恶变的概率很低，并且这种疾病生长比较缓慢，通常在孕期发生退变或者停经后就停止发展。与子宫腺肌病类似的疾病子宫内膜异位症，其恶变率国内报道为 1.5%，国外报道为 0.7%~1.0%。相比之下，子宫腺肌病发生恶变更为少见。随着医学进步，治疗前的各项检查已经可以对病灶性质做初步判断和筛查。

34

医生说我的子宫腺肌病病灶没有边界，属于弥漫性子宫腺肌病，是否也可以进行聚焦超声消融治疗呢？

绝大部分腺肌病病灶均为弥漫性生长，可以遍布子宫肌层，犹如墙面的泥沙一样没有确切的边界，子宫可呈球形增大增厚，可考虑采用聚焦超声消融治疗，在安全范围内消融绝大部分病灶，达到缓解临床症状及控制病灶生长的目的。

35 我有子宫腺肌瘤，但去聚焦超声消融治疗中心定位后被告知不适合做聚焦超声消融治疗，哪些类型腺肌瘤（症）不适合做聚焦超声消融呢？

子宫腺肌瘤属于局限性子宫腺肌病，HIFUa 通过将超声波从体外聚焦于体内的子宫内膜异位病灶，使靶区组织细胞发生变性坏死，从而达到治疗目的。大部分腺肌瘤均可被彻底消融，但有如下情况不建议进行聚焦超声消融治疗：

①声通道内存在肠道粘连（治疗会使肠道损伤风险增加）。

②病灶太小，单层肌壁厚度小于 3 cm（如病灶小，治疗中周围正常组织不好把控，容易损伤内膜。此类患者可以尝试其他药物治疗，也可以观察待病灶继续增大后再进行聚焦超声消融治疗）。

③既往陈旧性瘢痕影响超声穿透，以及病灶位置距离肠道、骶尾部神经距离<1 cm（出现治疗后并发症的风险将会升高，因此不建议聚焦超声消融治疗）者。

36

为什么医生建议我在进行聚焦超声消融治疗前（或治疗后）进行GnRH-a治疗？治疗一般需要多少个周期？每周期是多长时间？打这个针会不会有什么不良反应？

对于病灶巨大、血供丰富、估计 HIFU 治疗困难的病例，术前应用 GnRH-a 类药物治疗，使其病灶缩小、减少病灶血供，可以达到降低治疗难度，提高治疗效果的目的，是一种很好的术前辅助治疗方法。因腺肌症本身的弥漫性生长，任何一种非手术治疗方法均不可能将所有的腺肌症病灶完全消除，一般在手术后会应用 GnRH-a 3~6 个周期，在月经周期的 1~5 天使用，每次 1 支，每 4 周注射 1 次。抑制残留病灶的生长或使残留病灶萎缩、结合消融病灶的吸收，让病灶更明显缩小，同时减少病灶血供，达到巩固疗效、延缓复发的目的。不良反应是可能引起低雌激素血症相关症状，部分女性在治疗后会出现潮热、失眠、骨痛等不适，主要是药物抑制卵巢雌激素分泌引起的。对于出现这些症状的女性，可以添加一些药物治疗，以缓解症状。

37

为什么聚焦超声消融常联合曼月乐治疗子宫腺肌病？是所有的人都可以安置曼月乐环吗？

为保证子宫的完整性，采取部分聚焦超声消融治疗，再结合其他内分泌治疗，有利于巩固消融效果及减少或延缓术后复发。因任何子宫腺肌病的非手术治疗方式均有复发可能，国际上许多中心聚焦超声消融治疗后结合 GnRH-a 和（或）曼月乐主要目的是通过综合治疗，延长临床症状缓解时间，以及延缓疾病复发。

但并不是所有人都适合安置曼月乐环，若子宫腺肌病引起子宫超过正常大小，曼月乐环周围比较空旷，容易来回移动，这个时候环就容易下移，效果就会变差，因此子宫大小超过 8 cm 的患者不建议安置曼月乐环。

38

聚焦超声消融治疗子宫腺肌病的过程中会感到疼痛吗？为什么进行聚焦超声消融治疗时有人痛有人觉得不痛呢？

聚焦超声消融治疗子宫腺肌病的过程中病灶坏死可能引起疼痛，具体疼痛程度与病灶的大小、结构、位置及患者对疼痛的耐受程度等相关。研究发现，也与治疗前患者的痛经持续时间、程度、使用镇痛药的剂量相关。治疗过程中给予镇静镇痛药物，绝大部分患者感觉治疗过程舒适无痛苦，或仅为轻微可忍受程度的疼痛，子宫腺肌病患者术后会有可忍受的、比平日痛经轻的痛感，持续2~4小时。

39 我是子宫腺肌病患者，进行聚焦超声消融治疗后妊娠概率高吗？进行聚焦超声消融治疗后需要避孕多久才建议备孕呢？

　　聚焦超声消融治疗技术是目前治疗子宫腺肌病的一种新型技术，可改善子宫及盆腔内环境，提高妊娠概率。虽然目前尚无前瞻性、大样本、多中心的随机对照研究证实，但根据治疗的病例结果显示，聚焦超声消融治疗后妊娠概率达到 40% 左右，子宫形态恢复正常或接近正常，微环境得到进一步改善。目前建议聚焦超声消融治疗后 1 年受孕，但根据病灶具体情况，治疗及随访情况有所调整。对于病灶小、子宫有一圈完整肌层、距离子宫内膜大于 1 cm 的病灶可适当根据子宫恢复情况提前试孕，具体备孕时间请咨询您的医生。

40 | 我 3 年前因为子宫腺肌病做了聚焦超声消融治疗，为什么现在又复发了？

聚焦超声消融治疗主要是针对现有的腺肌病病灶进行热消融治疗，达到缓解痛经、经量增多等效果，但因为子宫腺肌病为异位的子宫内膜在肌层的弥漫性增长，无明显的边界，聚焦超声消融治疗仅治疗较集中的病灶，常会有病灶残留，残留病灶随时间的流逝，可能又生长而复发。另一方面，子宫腺肌病发病机制与子宫缺乏黏膜下层和基底膜有关，子宫内膜基底膜的缺失仍会引起新发病灶的持续进展，因此会导致子宫腺肌病的复发。

任何保留子宫的治疗方式均有复发可能，但我们可以通过综合治疗，达到综合管理的治疗目标，延缓疾病复发，更好地控制相关临床症状。另一方面，聚焦超声消融治疗具有良好的重复性，国际上许多中心都通过一次或多次的治疗来达到长期控制病情的目的。另外，对于合并较重的盆腔异位病灶的患者，即使在子宫切除后仍可能出现周期性的盆腔痛，所以也需要进一步综合治疗，针对临床症状做综合管理。

41 聚焦超声消融治疗后怎么预防子宫腺肌病复发？

（1）做好计划生育，尽量少做人工流产和刮宫。有妇科疾病及早就医，避免过多宫腔操作。

（2）月经期要做好自身的保健，不要做剧烈的活动，注意控制情绪，不要生闷气，否则会导致内分泌的改变。经期禁止性生活，可以在一定程度上减少子宫腺肌病的发生。

（3）注意保暖防寒，调整自己情绪，饮食应摄入足够的营养，纠正偏食及不正常的饮食习惯，不宜贪食刺激性或寒凉食物等。

42 我剖宫产术后1年，现在发生了剖宫产术后子宫瘢痕妊娠，医生说手术清宫有大出血或子宫穿孔的风险，这个可以用聚焦超声消融治疗吗？相比其他治疗方式有何好处？目前针对剖宫产术后子宫瘢痕妊娠其他的治疗方法有哪些？缺点是什么？

可以的。聚焦超声消融治疗剖宫产术后子宫瘢痕妊娠，一方面可以在超声直视下有效地灭活胚胎，降低了新陈代谢，从而减少血供。另一方面，聚焦超声消融治疗可以选择性地破坏微小血管，继之形成微小血栓，从而大大减少胚胎附着处的血供。同时，超声自动、有选择性地将能量聚集在胎盘与肌层附着处形成的界面，使该处的组织结构变得疏松易分离，从而大大减少清宫术出血的风险和减少子宫组织损伤，多个临床研究表明，清宫时的中位出血量仅 20 ml，这是其他治疗方式很难办到的。

目前对于瘢痕妊娠其他的治疗方法有：①化疗+清宫（由于子宫瘢痕处肌层菲薄、弹性差，刮宫后该处收缩止血差，所以可能出血多，造成子宫穿孔）。②子宫动脉栓塞术（UAE）+清宫：此方法可有效地减少清宫时的出血，但 UAE 后痛苦，同时有发生卵巢栓塞等严重并发症的潜在风险，以及卵巢受放射线照射的风险。③直接手术切除。

43 剖宫产后，我能够摸到腹部有条索状的包块，而且有时会痛，医生说这是腹壁子宫内膜异位，但是我不想再做手术切除，请问可以用聚焦超声消融治疗吗？

可以的。聚焦超声消融治疗腹壁子宫内膜异位不需开刀，无出血，子宫内膜表面完好如初，仅对病灶进行原位适形灭活，从而取得良好的治疗效果。有效避免了手术可能带来的二次种植，对大的病灶，还可避免手术切除病灶导致的腹壁缺损，且可重复治疗，有利于应对复发或新出现的病灶。进行聚焦超声治疗后疼痛的缓解率高达 90%～100%，包块缩小明显，且治疗时间短，通常不超过 30 分钟。

44 生宝宝后发生了出血不止，经过检查是胎盘植入，这是不是一种很难处理的疾病？聚焦超声消融治疗胎盘植入的优势在哪里？

　　胎盘植入（图 2-10），是指胎盘绒毛穿入部分子宫壁肌层，导致胎盘与子宫肌层部分或完全不能自动分离，如不及时处理可导致产妇大出血、休克、子宫穿孔、继发感染，甚至死亡，是产

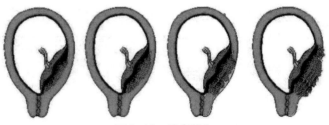

图 2-10　胎盘植入

科严重的并发症之一。因其病情比较凶险，以往主要行子宫切除术，仅少部分出血不多、非手术治疗时无感染迹象、生命体征平稳、植入面积小、有保留子宫愿望的产妇可以考虑行非手术治疗，对产科来说，处理比较棘手。

聚焦超声消融治疗胎盘植入的优势在于，一方面可以在超声直视下有效地对胎盘组织进行消融治疗，使胎盘组织发生凝固性坏死，无血供的坏死组织可以在无明显出血的情况下，部分或全部自动脱落，同时坏死组织也变得疏松易碎，容易被人工取出。另一方面，用聚焦超声消融治疗时，超声能量自动在胎盘与子宫肌层的界面增加聚集，选择性地破坏其间的微血管，使胎盘血供进一步减少，胎盘组织自动或人工剥离时出血风险也随着进一步降低。同时，超声能量在界面的聚集，使界面变得更疏松，剥离更容易，可更好地保护正常的肌层，给大部分患者创造良好的清宫条件，可以降低清宫术出血风险。从而有效地清除植入的胎盘，极大限度减少大出血的风险，避免子宫切除。

目前聚焦超声消融治疗胎盘植入有两种临床方案：①聚焦超声消融治疗+清宫和聚焦超声消融治疗。单独聚焦超声消融治疗后，90%产妇的胎盘组织可以自行排出，但排出时间较长，这期间有继发感染和出血的风险，需要与医生保持密切的联系。②聚焦超声消融治疗+清宫，即聚焦超声消融治疗后积极主动地清宫，优点是恢复快，避免潜在继发感染和出血的可能，缺点是增加手术操作风险。

聚焦超声消融术不仅可治疗小面积的胎盘植入，也可以治疗全胎盘植入，大大增加了胎盘植入产妇保留子宫的机会。换一句话说，没有发生急性大出血的胎盘植入产妇，接受聚焦超声消融治疗后绝大多数可以保留子宫。保留子宫再次妊娠的患者也越来越多，目前还没发现相关的并发症。

45 合并卵巢子宫内膜异位囊肿的患者如何选择用聚焦超声消融治疗？

建议先聚焦超声消融治疗后，再行腹腔镜手术切除子宫内膜异位囊肿和切除盆腔的子宫内膜异位病灶，术后还可以结合 GnRH-a 治疗，避免残留病灶过早复发。如果有生育要求的患者，建议聚焦超声治疗和囊肿穿刺后到生殖中心就诊，尽快怀孕。

46 聚焦超声消融治疗后的子宫肌瘤或腺肌病是什么样？术后会怎么变？即能缩小到什么程度呢？

聚焦超声消融治疗子宫肌瘤或者子宫腺肌病的主要目的是缓解相关症状。其疗效评价的主要指标是临床症状缓解程度，次要指标才是病灶缩小，即病灶吸收情况。吸收到何种程度以影像学检查（盆腔磁共振和超声造影）为主。在治疗前需先进行评估，聚焦超声消融治疗适合于多数子宫肌瘤及腺肌症患者，大部分治疗效果满意（子宫肌瘤症状缓解率为95%、子宫腺肌病缓解率为80%），但也有个别病例治疗效果不理想。由于聚焦超声消融治疗是无创伤、无出血，对身体伤害小，即使治疗失败也不会对身体造成影响，同样也不影响患者对其他治疗方式的选择。

聚焦超声消融治疗子宫肌瘤和传统的手术治疗目的不一样，前者的治疗目的是不开刀，没有创口，尽可能地在对女性身体、子宫伤害最小的情况下将肌瘤消融杀死，阻止它进一步生长，以改善月经量多等症状，降低带瘤怀孕的风险。

聚焦超声消融治疗后病灶组织会发生凝固性坏死，坏死组织在增强MRI上表现为没有血液的灌注，即看到的"黑洞"，该黑洞也被称为非灌注区（NPV）。NPV与肌瘤体积之比，称为消融率，代表消融瘤组织的多少。随访时如见黑洞逐渐变小，同时伴随肌瘤体积的缩小，这说明坏死肌瘤组织被逐渐吸收了。有的消融肌瘤会消失，即完全吸收，而有的仅是缩小，即部分吸收。只要缩小，或不再继续生长，那么通常对身体就没有影响了。为什么消融肌瘤缩小程度不同呢？其中主要的原因之一是消融率的大小，通常来说，消融率越大，肌瘤缩小越多。那么是否消融率越大越好？如果刻意获得大消融率，会增加不良反应的发生，必须把握一个平衡。研究证实当肌瘤消融体积达到70%，其临床效果相当于肌瘤摘除术的效果。因此，通常将消融体积≥70%作为消融成功的标准，即通常不需要再进行消融治疗。

一般来说，治疗后3个月，子宫肌瘤的平均体积缩小大概

45%，到 6 个月时为 60%。

HIFU 术后子宫肌瘤病灶吸收程度因人而异，因病灶位置不同，浆膜下肌瘤吸收较慢，肌壁间肌瘤相对较快，黏膜下肌瘤可经阴道排出（排除时间平均 3~6 个月），因此，体积缩小速度最快，2 年的体积缩小率近 91%。腺肌症主要是控制临床症状并改善子宫环境，但通常同时合并有盆腔子宫内膜异位症，所以腺肌症患者接受聚焦超声消融治疗后建议结合内分泌治疗，以达到长期无症状生存。

47 医生诊断建议切除子宫，可以转为聚焦超声消融治疗吗？

理论上讲，80%的子宫肌瘤及子宫腺肌病患者能进行聚焦超声消融治疗，但具体是否适合聚焦超声消融治疗，需要在机载超声上定位，查看病灶位置、大小、血供等情况，明确是否有安全的声通道，还需要进一步做磁共振评估病灶对聚焦超声消融治疗的敏感性及消融的难易程度。

如果医生考虑子宫恶性病变不能排除，建议首选手术治疗，则应该遵医嘱尽早手术治疗，明确病理。而仅因为肌瘤多发或者建议切除子宫的患者，可进一步行聚焦超声消融治疗前评估，若评估适合，可转为聚焦超声消融治疗，避免切除子宫。

第三章

并　发　症

48

很多医生不推荐我接受聚焦超声消融治疗，说会烧伤皮肤、造成肠穿孔、损伤下肢神经等，就动摇了我想接受聚焦超声消融治疗的决心，但是聚焦超声消融治疗真的会导致以上他们说的那些问题吗？

　　任何治疗都有其相关的并发症，比如经腹手术和腹腔镜手术可能出现大出血、继发感染、伤口愈合不良、盆腔粘连、输尿管损伤、漏尿和肠道损伤以及神经损伤等情况。聚焦超声消融治疗不开刀、不出血，是一种无创治疗方式，其并发症发生率极低。由于邻近子宫的器官包括肠道、膀胱、神经、骶尾部等组织器官，治疗时需要经过皮肤，所以可能出现相关的损伤。但肠穿孔是罕见并发症，每年全世界范围都只有 1~2 例，其概率远远低于重大交通事故的发生率；皮肤损伤发生率在 0.2%～

0.5%，多数是不需要处理的损伤，即局部皮肤发红。神经损伤的概率比皮肤损伤的概率就更低。随着技术的进一步发展和临床方案的愈加完善，各种并发症的发生率急剧降低，总的并发症发生率为 0.2%~0.4%，其中 99% 不需要特殊处理，可以自行恢复。即使是肠穿孔、神经损伤和严重的皮肤烧伤等严重并发症，经过积极的处理也可以恢复。多中心大样本统计，聚焦超声消融治疗术中及术后并发症发生率远远低于腹腔镜手术。

49

2 年前我接受过一次开腹的子宫肌瘤剔除术，腹部有之前手术留下的一道竖瘢痕，现在还可以接受聚焦超声消融治疗吗？有什么风险吗？

　　可以。聚焦超声消融治疗具有无创的特性，不会损伤周围的正常组织和器官，开腹手术 3~4 周以后即可进行聚焦超声消融治疗，只要切口愈合正常，没有结缔组织病等基础疾病，并不会有额外的风险。如果既往接受过腹腔手术，聚焦超声手术前需要通过机载超声查看瘢痕处有无超声声衰减，能否建立安全的治疗声通道，以此来评估是否可以接受聚焦超声消融治疗。通常来说，只要不是瘢痕体质、手术切口没发生过感染或没有放置过引流以及伤口内无异物或医用置入物，通常是可以接受聚焦超声消融治疗。尽管瘢痕增加了皮肤烧伤发生的风险，但是在做好充分的术前评估、良好的术中交流沟通和配合后，烧伤发生的风险是很低的。

50 聚焦超声消融治疗中超声波的能量会损伤膀胱吗？损伤后的表现是什么？怎么预防和处理呢？有后遗症吗？

一般来说，膀胱损伤的概率极小。从理论上推测，膀胱损伤有几种情况。

第一，膀胱里有空气，在超声的热效应、空化效应、机械效应的作用下，可导致膀胱黏膜的微血管扩张、通透性增加，红细胞渗出而出现血尿；也可能是微小血管的破裂出血，主要表现为血尿，这是膀胱损伤最常见的表现。

第二，膀胱有严重的手术瘢痕，强力的吸收超声能量升温而形成凝固性坏死。

第三，表面有钙化的浆膜下肌瘤，与膀胱接触的钙化表面大力吸收超声而快速升温，热量直接传导到膀胱壁，导致凝固性坏死。后面这两种情况可能导致膀胱壁穿孔、形成膀胱子宫瘘或者膀胱腹壁瘘等，但是目前尚未有报道。手术中膀胱灌注温度较低的盐水可以降低膀胱壁的温度，传导热量，达到保护膀胱的作用。

只要按照正确的操作流程进行术前准备，避免膀胱内进入气泡（如果进入了气泡，医生在治疗中是完全可以监控的，要及时排出气泡），膀胱损伤是完全可以避免的。发生血尿后只需要做冰盐水膀胱冲洗即可，少数血尿时间较长的患者可以加用止血药，一般 1~2 天后症状可以消失，并且痊愈后不会有后遗症。

51 我有子宫肌瘤，想做聚焦超声消融治疗，但我很害怕会发生并发症，想问聚焦超声消融治疗与其他治疗方式相比，各自并发症发生的概率大小？

开腹手术及腹腔镜手术风险包括：麻醉意外、大出血、子宫穿孔、伤口感染、肠道损伤、输尿管损伤、神经刺激等，但发生率低；开腹及腹腔镜手术术后腹部留有瘢痕，子宫肌瘤在粉碎取出或挖出过程中有播散性种植可能。

聚焦超声消融治疗是无创的，不开刀，不出血，可重复，手术中患者保持清醒状态，治疗轻松，术后恢复快，住院时间短。其并发症发生率远远小于其他治疗方式。

52 我曾经开过刀，也有肠粘连，这种状况能接受聚焦超声消融治疗吗？

肠粘连会增加聚焦超声消融治疗时肠道损伤的发生风险，并与肠粘连的位置有关。如肠粘连发生在声通道内，就有增加肠道损伤的风险。如果肠粘连发生在子宫与腹壁之间，即在声通道的近侧或焦点的近侧，就必须在治疗前做术前定位，通过机载超声定位评估判断是否可以把粘连的肠道推出声通道外，如果可以，说明能保证声通道安全，可以行聚焦超声消融治疗。如果肠粘连在声通道的远侧或侧方，即焦点的深面或头侧，治疗中就必须将焦点与粘连处保持一定的距离，仍然可以安全地行聚焦超声消融治疗。同时严格的术前饮食准备可以为治疗时肠道的安全提供保障。

53 聚焦超声消融治疗前医生告诉我有一些并发症发生的可能性，我很担心，想知道如何去避免并发症的发生？

聚焦超声消融治疗经过近 30 年的发展，已经有很成熟的治疗方案，所有的操作流程均经过实践的反复临床验证，只要按照操作规范进行治疗，基本可以杜绝并发症的发生。迄今为止，聚焦超声消融治疗子宫肌瘤是最安全的治疗方法，并发症发生率极低。常见并发症包括治疗区胀痛、骶尾部疼痛、皮肤烫伤、神经刺激反应等；其中99%的患者治疗区胀痛及骶尾部疼痛在术后即刻消失，不需要特殊处理。

①皮肤风险：术前严格进行治疗部位皮肤脱脂脱气准备，术中选择和控制好合适的介质水温度，将声通道上的皮肤充分耦合。术中患者密切与医生沟通，如果感觉皮肤烫，及时提醒医生。治疗中医生定时休息、冷却皮肤，定时检查患者皮肤情况。这些措施可大大减少皮肤损伤风险。

②肠道风险：术前患者严格进行肠道准备，遵医嘱进行术前1~3天饮食准备，严格进行导泻灌肠。术中医生建立安全声通道，治疗时患者配合医生治疗，不要随意乱动，减少人为因素引起肠道损伤的风险。

③神经损伤：神经损伤通常在子宫肌瘤位置比较特殊的情况下发生。若发生特定部位的疼痛或刺激后，患者及时与医生沟通，医生可以及时做出相应调整，保证神经的安全性。即使发生神经损伤，大部分患者经过积极处理也可以恢复正常。

第四章

其他问题

54 如果聚焦超声消融治疗效果那么好，为什么很多人不知道呢？

一项好的技术需要有一个普及和发展的过程，聚焦超声消融治疗技术是一项革命性的，颠覆传统的手术治疗，很多人对于它仍然不能理解，特别是妇产科医生自身，也需要有一个接受的过程。推广离不开临床的医患沟通，而临床医生如果不能及时更新知识，对新技术的适应证选择不了解，就不能很好地给患者一个最适合她的治疗方案。

55 聚焦超声消融技术有哪两种监控方式，两者各有何优点？

目前，聚焦超声消融技术有两种监控方式：超声监控和磁共振监控。两者主要区别就是治疗时的监控方式不同，并各有其优缺点。

超声监控的聚焦超声消融治疗优点在于实时性，可以获得实时的治疗画面，图像延迟仅毫秒级，即刻可获取靶区灰度的变化以判断治疗效果；在治疗过程中图像的实时性可确保因患者不自主运动或呼吸动度过大造成的治疗层面改变得到及时调整，保证了治疗的安全性。此种方法应用较广，技术成熟。

磁共振引导的聚焦超声消融治疗（简称磁波）：通过治疗区温度变化判断治疗效果，优点在于可以准确知道焦点处温度，缺点在于获取图像时间较长，一旦患者发生大幅度移动后，医生不能及时知道治疗区域变化。

56 现在越来越多的医院都宣传自己有了聚焦超声消融术治疗设备，我有 7 cm 的肌瘤，去咨询过不同的医院，有的医院说一次治疗就可以完成，但有的医院说需要我去 2~3 次才能完成治疗，有什么区别吗？

HIFU 是高强度聚焦超声消融术的英文缩写，HIFU 治疗又分为 HIFU 热治疗和 HIFU 消融治疗。HIFU 消融治疗的特点是：设备焦点处能量最高，可一次性消融病灶。一次完成手术，治疗彻底，消融效率高，可达到热消融或热切除的效果，肌瘤不易复发。HIFU 热治疗因为技术本身的原因，无法达到一次消融病灶，往往需要患者多次往返医院进行治疗，这种分次治疗，每次能量很难达到有效消融，消融率低，肌瘤复发率高。

57 国家对进行聚焦超声消融术的设备——HIFU 肿瘤消融治疗系统审核通过了吗？

HIFU 肿瘤消融治疗系统作为国内具有完全自主知识产权的大型医疗设备，已通过相关资质审核，以重庆海扶医疗科技股份有限公司为代表的企业目前已受国家 CFDA 审核及欧洲 CE 认证通过，同时出口国外。在英国、意大利、德国、西班牙、阿根廷、南非、韩国、新加坡、日本等近 30 个国家开展临床良恶性实体肿瘤治疗。

58 医学教科书或医疗治疗指南里有聚焦超声消融治疗的相关介绍吗？

因为教科书的编撰及更新与临床技术实际成熟开展之间有比较长时间的滞后，目前教科书上还没有关于聚焦超声消融治疗子宫肌瘤、子宫腺肌病的相关介绍，但是最新的国内子宫肌瘤治疗指南中，明确肯定了聚焦超声消融技术在子宫肌瘤治疗中的重要作用。2017年聚焦超声消融作为子宫肌瘤的治疗方式已写入专家共识。聚焦超声消融治疗胎盘植入也写入了国际妇产科联盟（FIGO）的胎盘植入治疗指南中。

59 | 聚焦超声消融术治疗前需要做哪些准备呢？

（1）妇科准备：治疗前7天禁性生活，确保已经取出节育环，无急性妇科炎症，排除子宫颈恶性病变。

（2）饮食准备：入院前2天开始清淡少渣半流食，米粥（如山药粥、肉沫粥）、蒸鸡蛋、蛋花汤及各类鲜榨果汁（不含果肉）、煮的很软的面条、医生开的营养液。但不能吃：牛奶、酸奶等奶制品，豆浆、豆腐等豆制品，各种饮料、点心等含糖类制品，含纤维丰富的蔬菜、水果（尤忌含籽水果），因为以上食物在肠道内可能产生大量气体以及消化后残渣在肠道内不易被清除干净，从而增加治疗中肠道损伤风险。

（3）膀胱训练：为了建立安全有效的声通道，需要训练膀胱弹性，可多饮水、憋尿、并尽量推迟排尿，每天训练3~4次。

60

为什么聚焦超声消融术治疗中要使用静脉给予镇静镇痛药方式，不用全身麻醉或其他"半麻"（椎管内麻醉）呢？

聚焦超声消融术，是通过超声波聚焦在肿瘤内部形成65~100 ℃的温度以杀死肿瘤细胞，术中最好通过患者自身对身体异常感觉（如皮肤烫或针刺感、双下肢任何部位在术中发生的酸、麻、热、胀、痛）的感知以及与治疗医生良好、及时的沟通来最大程度避免聚焦超声消融治疗相关并发症的发生，以达到使患者受伤害最小和受益最大的目的。全身麻醉或"半麻"均是让患者手术部位（腹部）及以下部位（会阴、双下肢）的痛、温、触觉阻滞后消失，这样的话，在治疗过程中患者无法感知、辨识、描述异常感觉，很大程度会增加聚焦超声消融治疗相关并发症的发生率。

61 | 聚焦超声消融术治疗要做多长时间？

根据病灶大小、数量、位置、血供、MRI 信号特征和声通道等来决定聚焦超声消融治疗的时间。有的子宫肌瘤、子宫腺肌病约 30 分钟就可以治疗结束，但对于多发子宫肌瘤、血供丰富的子宫肌瘤和子宫腺肌病，消融治疗时间一般在 1~3 小时。有单中心 RCT 研究证实，聚焦超声消融治疗子宫肌瘤的时间少于腔镜手术。多中心大样本的前瞻性队列研究也证实聚焦超声消融治疗子宫肌瘤的手术时间少于传统手术时间。近来数万病例的大数据分析显示，聚焦超声消融治疗平均治疗时间为 65 分钟。

62 聚焦超声消融术治疗后多久能同房？能做哪些运动呢？

聚焦超声消融术治疗子宫良性疾病（子宫肌瘤、子宫腺肌病或其他子宫疾病），常规要求手术后恢复一次正常月经，若术后第一次月经期时间较近则术后 1 个月可同房；聚焦超声消融治疗后 2 小时即可下床活动，治疗后 1 天即可自行上班等。10 cm 或以上的巨大子宫肌瘤，聚焦超声消融治疗后 3 个月内不能剧烈运动。如治疗的剂量大或治疗时间长，术后 4 周内不能剧烈运动。有疑问时一定记得询问医生和做好术后随访。

63 聚焦超声消融术治疗后有什么注意事项？有无对饮食的要求？

子宫肌瘤、子宫腺肌病的发病原因与体内雌激素含量有关，所以对不明成分的保健品，尤其是含雌激素较多的食物要少吃。

聚焦超声消融治疗后 2 小时可进清淡流质饮食，如蛋汤、蜂蜜等以及各种水果。治疗后 24 小时可进半流质饮食，如稀饭、绿色蔬菜和各类水果，但是饮食需要易消化。48 小时后如患者无腹痛、腹胀、发热、恶心、呕吐等不适可恢复正常饮食。聚焦超声消融治疗后建议多饮水、多食软化大便的食物，如番薯、桑葚、香蕉、韭菜、萝卜、菠菜、芋头，多吃蔬菜和适量水果，尽量不要吃不宜消化的食物如粳米、白面、油炸或煎的食物。因为聚焦超声消融治疗前经过了严格的肠道准备，如果术后立即进食不易消化或坚硬的食物，可能在肠道功能未完全恢复的情况下造成腹胀、腹痛或其他肠胃不适。

总之，每天要有适量的运动，像揉腹等可以有效防止便秘。日常饮食无绝对禁忌，注意三餐规律，均衡营养，多饮水，慎用保健品。

64 聚焦超声消融术治疗后会出现阴道出血、流液吗？

聚焦超声消融术治疗黏膜下肌瘤、子宫腺肌病等病灶靠近子宫内膜的患者，治疗后热量会传递到内膜，引起无菌性炎症、水肿，部分患者会出现阴道少量出血或血性样分泌物，有的呈鲜红，也有的呈暗红，可以是单纯的血，也可以是分泌物中带血。注意观察分泌物的量和味道，如出血量不多，不超过月经量，患者无发热、腹痛等不适，可暂时观察，配合使用抗生素和止血药。

65 | 聚焦超声消融术治疗后小腹疼痛正常吗？

聚焦超声消融术治疗后病灶吸收过程中可伴有无菌性炎症，患者可有轻微腹痛，属于正常现象；聚焦超声消融治疗后坏死的瘤体及病灶组织在排出及吸收过程中会引起子宫收缩，发生不同程度的疼痛症状，可暂时观察，如果疼痛程度较重，可以适量使用镇痛药，如双氯芬酸钠、哌替啶等。

66 | 聚焦超声消融术治疗后腿麻正常吗？

聚焦超声消融术治疗时或治疗后，对瘤体或病灶周围神经组织及其他组织的刺激，会引起一系列症状，如下肢、会阴、肛门区疼痛或麻木等，患者出现该类情况时需要及时与医生沟通，医生会根据患者具体情况判断；聚焦超声消融治疗后下肢痛或麻木等感觉异常极少出现，多数是由于病灶周围非神经组织受刺激，此时一定要及时就诊告知医生并听从医生的建议，一般常在术后1~2周自行恢复，也可通过热敷等处理以缓解不适。

有时下肢感觉异常可伴有骶尾骨的刺激性疼痛，常见于一些后壁的子宫肌瘤或腺肌症在治疗过程中或治疗后，属于正常反应。极少数患者术后有双下肢麻木，甚至伴有上肢麻木或口唇麻木，这是由于血液中盐分少了（电解质紊乱），与治疗前肠道和饮食准备导致的盐分摄入不足有关，可口服一些食盐水，症状几小时后就可消失。

67 聚焦超声消融术治疗后低热正常吗？

聚焦超声消融术治疗属于热消融，若病灶较大、治疗时间长或治疗剂量大，患者术后 1~2 天可能出现低热，这与声通道上组织吸收较多的能量，引起较严重的无菌性炎症有关。所以治疗后低热是正常的，在排除其他原因引起的发热后，一般不予特殊处理，但患者应注意休息及外阴卫生，避免继发性感染。

68 聚焦超声消融术治疗后病灶会立刻缩小或消失吗？

聚焦超声消融术治疗后子宫肌瘤或者腺肌症的病灶体积一般变化不大，更不会立即明显缩小或者消失，这是由于肌瘤组织虽然已经死亡，但其"尸体"仍在。通常经过一段时间后，坏死的肌瘤组织会被机体代谢吸收，即明显缩小。也有少数可以完全吸收，最终消失。个别情况大小无明显变化。

　　一般来讲，聚焦超声消融治疗子宫肌瘤前 3 个月吸收速率会比较快，大多可以吸收肌瘤体积的 45% 左右，6 个月吸收 60% 左右，以后则逐渐减慢。具体吸收的速率及程度与肌瘤的部位、类型、个体差异有关。

69　聚焦超声消融术治疗后骶尾部或臀部疼痛怎么办？

　　骶尾部或臀部疼痛可能与治疗中超声刺激骶尾骨和臀肌筋膜有关，一般后位子宫，后壁病灶的患者更为多见。住院期间，请及时告诉你的主管医生或护士，医生会根据患者不同情况，给予骶尾部冰敷、理疗等不同的措施，以帮助缓解疼痛。臀部和骶尾部胀痛，可能持续数小时或数天，多数轻微，不需特殊处理，以观察为主。少数患者如果难以耐受，可以在医生指导下服用非甾体抗炎药来减轻疼痛。

70　聚焦超声消融术治疗后出现便秘正常吗？

　　由于术前进行了严格肠道准备，肠道功能会随着饮食需求逐渐恢复而恢复，但具体时间因人而异，也与治疗前患者的排便习惯有关。增加蔬果摄入，保持放松愉悦的心情，适度运动，有利于肠道蠕动及功能恢复。

71 | 聚焦超声消融术治疗后出现排尿困难、尿痛怎么办？

聚焦超声消融术治疗中需要安置导尿管导尿。由于导尿管刺激尿道，患者可能会出现排尿时尿道口轻微疼痛的可能性，术后当天如果出现上述情况可及时告知医生、护士，让其帮助处理。可以适当多饮水、鼓励患者排尿，必要时用温水冲洗会阴。

72 | 聚焦超声消融术治疗是否会引起月经周期改变？

聚焦超声消融术治疗本身不会改变月经的周期，但由于女性月经受多方面影响，特别是情绪的起伏或近期压力增大等原因，住院前后很多女性多少会有些担忧、紧张等情绪。这也可能对聚焦超声消融治疗后前几次月经周期有些影响；或对靠近子宫内膜的肌瘤患者的月经周期可能会有影响。

73 | 聚焦超声消融术治疗后还要吃药吗?

常规不需要口服药物,如果患者疼痛反应重,可以术后口服非甾体抗炎药 1~2 天,如布洛芬、西乐葆等。如果黏膜下肌瘤患者经聚焦超声消融术治疗后阴道分泌物增多,建议预防性口服抗生素3~5 天。

74 | 聚焦超声消融术治疗后如何复查? 如果复查时发现复发了怎么办?

患者手术后 1、3、6、12、18、24 个月复查,以后定期每年检查,检查方式可选择盆腔超声、盆腔磁共振、超声造影等。规范的复查是为了判断治疗效果,随访病灶转归,包括:①观察病灶是否逐渐缩小至消失,根据随访情况建议患者备孕时间;②病灶是否复发:治疗后随访病灶增大,影像学结合临床表现可为患者提供新的治疗方案,再次进行 HIFU 或其他手术方式;③进一步鉴别肿瘤的良恶性。

由于聚焦超声消融术治疗具有无创性、可重复性的特点,对于年轻患者或非肌瘤活性较强的残留病灶复发的,复发后经评估无禁忌,均可以再次选择聚焦超声消融术治疗。研究表明,再次治疗后也可取得较好的效果。患者也可以选择传统手术再治疗。

75 聚焦超声消融术治疗住院要几天？做完几天后可以出去旅游或上班？

平均 3~4 天，部分医院开展日间手术，住院仅需 1 天，通常术后 1 天即可根据医生指导正常上班或进行非剧烈运动和非重体力劳动。

76 聚焦超声消融术治疗后肌瘤不缩小是不是没治好？

聚焦超声消融术治疗后肌瘤是否缩小，缩小程度都因人而异，通过核磁图像诊断，若肌瘤处于坏死、无血流灌注状态，患者相关症状（如经量多、痛经）有所改善，可认为治疗有效。若复查肌瘤未缩小可能存在如下情况：

①肌瘤坏死彻底，但吸收缓慢，在无明显临床症状的情况下可继续观察随访；其中少数肌瘤随访时可见其表面完全钙化，提示肌瘤完全坏死，并不会再生长。

②肌瘤坏死部分体积缩小，但边缘残留部分又增大，这种情况下肌瘤无缩小，甚至增大。需进一步评估，可选择再次进行聚

焦超声消融治疗或者手术。

良好的生活作息、多运动、保持好的心态等积极向上的生活态度可以促进肌瘤吸收。

77
治疗费用贵吗？用聚焦超声消融术治疗可以报销吗？不同医保报销比例一样吗？

聚焦超声消融术治疗的手术费用各地情况不一，但总体费用经医保报销后，患者自己承担的费用远远低于腹腔镜、介入等治疗。由于各地物价收费标准不同，以及用药、住院时间等治疗方案的差异，总费用在 12 000~20 000 元。

但聚焦超声消融术治疗与手术相比，治疗及住院时间短（一般住院 3 天），术后无须专人护理，恢复快（术后即可尽快恢复上班），不需投入太多的人力、物力，还避免了手术长期并发症或不适所需进一步治疗的费用进而减少患者支出，还保护了子宫原生态和小腹光洁的皮肤。目前医疗保险中关于聚焦超声消融治疗报销的事宜，全国都在调控当中。重庆市、贵州省、四川省、北京市、上海市、安徽省等地区都有较高比例的报销政策。但是，不同的地区政策不同，报销比例也不同，同时，还有一些地区暂时不能报销，患者可以咨询当地医保中心关于具体的报销事宜。总体上来看，有医疗保险报销政策的地区逐年增多，相信以后聚焦超声消融治疗的医保政策会更加完善。

78 | 聚焦超声消融术治疗后已经消融坏死的肌瘤不取出来会癌变吗？

　　聚焦超声消融术治疗的原理是通过瞬间提高焦点温度让细胞裂解，组织发生不可逆凝固性坏死。聚焦超声消融治疗子宫肌瘤后呈灭活坏死样改变，细胞已经失去活性，是无法发生癌变的。目前子宫肌瘤发生癌变的概率非常低，美国 NIH 甚至指出子宫肌瘤恶变成子宫肉瘤是没有证据的。尽管如此，为了谨慎起见，无论传统手术，还是聚焦超声消融治疗，术后都需要密切随访，对于异常生长子宫肌瘤（如无明显原因的过早再生长或复发）或伴有异常子宫出血的患者，需要进一步检查，必要时手术切除以明确病理诊断。

第五章

聚焦超声在妇科其他方面的应用

79 高强度聚焦超声还有很多其他产品和用途，它们分别是什么？

　　高强度聚焦超声的用途很多，除了大家常见的聚焦超声消融JC、JC200 肿瘤治疗系统，可应用于子宫肌瘤、子宫腺肌病、肝癌、乳腺癌、胰腺癌、骨肉瘤等良恶性实体肿瘤，目前许多医院还将其应用于妇科良性的腹壁内子宫内膜异位病灶、胎盘植入、剖宫产术后子宫瘢痕妊娠等。除此以外，聚焦超声其他系列产品可以治疗慢性宫颈炎、HPV 感染、尖锐湿疣、宫颈上皮内瘤变 Ⅰ期（CINI）、外阴上皮内非瘤样病变等。超声波子宫复旧仪也运用聚焦超声技术，使产后女性子宫迅速由妊娠大小缩小到接近未孕状态，并有很好的临床效果（详见后续问题解答）。

80

目前临床上治疗慢性子宫颈炎有哪些方法？高强度聚焦超声可以治疗慢性子宫颈炎吗？疗效如何？治疗原理是什么？

慢性宫颈炎主要症状是阴道分泌物增多、同房后阴道少量出血、腰酸腰痛和不孕。慢性宫颈炎可并发盆腔炎性疾病、不良妊娠结局和宫颈瘤变等。国内有关文献报道，已婚妇女 50% 以上患有慢性宫颈炎。物理治疗是慢性宫颈炎的有效治疗方法之一，目前主要有激光、微波、光谱、红外线及冷冻治疗等，这些治疗方法都主要作用于黏膜浅层，深部的炎症得不到治疗，而易引起炎症复发，且治疗后黏膜表面被破坏，往往引起术后分泌物增多及脱痂出血。

高度聚焦超声治疗慢性宫颈炎，是重庆海扶医疗的原创技术。与上述传统治疗方法的根本区别有以下几点：

①从里向外治疗：利用聚焦超声高能量的焦点，从病变组织的深部向浅部治疗，有利于保护宫颈表面的柱状上皮（保护宫颈的生物学屏障），减少不良反应，同时避免病灶深面的残留，治疗更彻底。

②热损伤治疗，非消融治疗：传统治疗方法均是消融治疗，而区别在于采用的高温或低温，结果必然导致宫颈组织缺失，会带来一系列不良反应。这种治疗有利于损伤组织细胞的修复，恢

复宫颈的组织结构，不会导致宫颈组织缺失，同时也改变了宫颈的微环境，既治疗了疾病，又减少了并发症，恢复更快更彻底。

③综合效应：传统治疗方法依靠的是热效应，而海极星©治疗仪，包括了热效应、空化效应、机械效应和声化学效应，可造成组织细胞、病原体热损伤和机械损伤，激活组织的修复重建和清除病变组织；短时间改变局部的化学环境，灭活病原体；激活局部的免疫，更彻底消灭病原体。总之，治疗慢性宫颈炎更彻底、复发率更低、有利于保护宫颈的原生态，恢复更快、不良反应发生率更低。

81 | 子宫颈原位癌 CIN1 可以用聚焦超声治疗吗？

当然可以，重庆海扶医疗自主研发生产的超声波妇科治疗仪是利用超声波在黏膜下 4~6 mm 的病变组织内聚焦，由内而外破坏病变组织；聚焦处的温度瞬间升高到 60 ℃以上，可直接杀灭生物组织内的 HPV 病毒；聚焦超声治疗可促进正常细胞增殖，促进新血管形成和组织修复再生，恢复感染区正常结构，提高局部免疫能力，从而达到治疗的目的。

聚焦超声治疗是一种由内向外的非侵入性治疗方法，能保持正常的结构和生理功能，损伤小，疗效好，可以治疗包括宫颈柱状上皮外翻、宫颈息肉、宫颈肥大以及宫颈 CIN1，部分宫颈

CIN2（排除宫颈管病变）。相关的临床研究表明，治疗 CIN1 有效率达到 97.3%，是一种安全有效的物理治疗方法。

82 | HPV 感染的患者可以进行聚焦超声治疗吗？疗效如何？

HPV 感染的患者可以进行聚焦超声治疗。我国每年约有 13 万以上的新发宫颈癌患者，病理检测 90% 以上都与高危型 HPV 感染有关，所以对持续的高危型 HPV 感染患者的治疗尤为重要。临床研究表明，聚焦超声治疗 HPV 感染，转阴率可达到 88%~96%。

83 | 我是子宫颈肥大引起的下腹坠胀、疼痛，没有其他的子宫颈炎症，也可以进行聚焦超声治疗吗？治疗效果好吗？

我们在临床上也碰到许多宫颈肥大引起下腹坠胀、疼痛的患者，其中有的是单纯的宫颈肥大，有的合并柱状上皮外翻、纳氏囊肿、息肉样增殖等。聚焦超声治疗它改变了传统的由外向内的治疗模式，利用超声波良好的组织穿透性、沉积性、非侵入性、产生的热效应及生物学效应等使靶区内组织发生变性损伤，达到治疗目的，并且修复后的宫颈一般无瘢痕形成，质地柔软，宫颈恢复正常大小后，下腹坠胀感、疼痛感明显改善，甚至完全消失。这是一种治疗宫颈肥大的有效方法。

84 进行聚焦超声治疗子宫颈疾病前要做哪些准备？

（1）常规妇科检查，以排除子宫及附件肿瘤和急性炎症。

（2）宫颈细胞学检查，必要时行宫颈活组织检查，以排除宫颈癌前病变和宫颈浸润癌。

（3）阴道分泌物检查，以除外下生殖道急性炎症如淋病、滴虫、真菌感染及细菌性阴道病。

（4）月经不规则的妇女做血或尿液的 HCG 检查，排除妊娠。

（5）宫颈管内有脓性分泌物者，须先行全身的药物治疗，当局部组织的炎症控制后，才能进行超声治疗。

（6）术前除外急性炎症或有关合并症后，术前测体温 < 37.5 ℃。

（7）因未能明确超声治疗对胚胎的影响，有生育要求的妇女最好在月经干净后 3~7 天进行治疗或排除妊娠后治疗。

85 聚焦超声治疗是怎么做子宫颈治疗的？过程是怎样的？

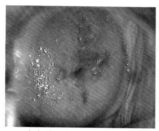
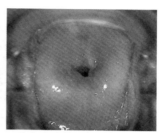

治疗前，慢性宫颈炎重度　　治疗后2个月，宫颈恢复正常

图5-1　聚焦超声治疗宫颈炎超声对比图

　　聚焦超声治疗主要利用超声聚焦后的热效应破坏病变组织、炎症细胞和病毒，促进正常组织修复，达到治疗目的（图5-1）。治疗过程很轻松，不需要麻醉，宫颈阴道部涂抹专用耦合剂后，直接用宫颈治疗头紧贴宫颈，进行渐开线扫描，只需要几分钟就可完成。整个过程患者可能有轻微的酸胀感，但做完治疗此种感觉立刻消失。治疗中也没有辐射及烟尘污染。

86 我还没有生过宝宝，又想以后尽量顺产，而现在有反复发生的"子宫颈糜烂（子宫颈外翻）"，可以做聚焦超声治疗吗？

聚焦超声治疗是最适合您的治疗方式。其原理是将体外发射的超声波透过黏膜上皮，在病变组织内聚焦并损伤病变组织，同时可破坏细胞膜。由于病变或增殖旺盛的组织对超声更敏感，因此超声可以选择性损伤病变组织细胞和炎症组织而达到治疗目的。针对性地破坏有病变的组织，而对正常结构影响小，宫颈上无瘢痕形成，有利于宫颈的修复，对宫颈组织弹性影响相对较小，非常适合未生育女性。

87 聚焦超声治疗子宫颈疾病一次需要多长时间？要多久可以恢复正常？做完以后有什么不良反应？一般需要做几个疗程？

聚焦超声治疗子宫颈疾病，需要根据子宫颈的病变程度、治疗仪器的功率大小来决定治疗的时间。例如根据江西省妇幼保健院治疗 8.5 万余例宫颈疾病患者的临床经验总结：一般治疗 1 例患者仅仅需要 1~5 分钟，治疗后禁性生活，禁止盆浴 2 个月。由于治疗时不损伤超声所经过组织和邻近的组织，有效地保留了宫颈的组织机构，治疗后没有结痂脱落的过程，很少出现其他物理治疗后的不良反应，仅有少量的阴道排液，少许阴道出血，约持续 20 天，很少出现大量的阴道出血等其他不良反应。一般 2 个月左右就可以恢复正常。临床研究表明，聚焦超声治疗宫颈炎性疾病一次治疗总有效率达 100%，显著疗效 90% 以上。

88 聚焦超声治疗子宫颈疾病后有阴道流液，偶尔会夹带一点血丝，已经 10 多天了，这是正常的吗？一般要持续多久？为什么会出现这种症状？

正常的。有部分患者手术后第 2 天创面可能有少量的血水样分泌物或黄水样分泌物排出，持续 7~15 天。宫颈修复过程中可能会出现阴道少许出血，持续 5~10 天，这些都与治疗后局部组织无菌性炎性反应和正常的恢复过程有关，是正常表现。但个别患者出血量较多，超过月经量或出血时间过长（发生率约 2%），常见于有结痂的患者，可能为坏死组织脱落后出现创面的渗血，应及时到主治医生处进行相关止血及抗感染治疗。

89 用聚焦超声治疗子宫颈疾病后多久可以同房？多久可以盆浴或游泳？

聚焦超声治疗子宫颈疾病后禁同房、盆浴、游泳 2 个月，先找医生复查。如果子宫颈修复满意就可以进行以上活动了，如果修复不满意，还需要继续禁同房、盆浴、游泳 1 个月。术后2~3 周为脱痂期，为防止脱痂出血，应避免剧烈运动及重体力劳动。

90 聚焦超声治疗可以用于外阴非上皮内瘤变（外阴白斑）吗？

外阴白斑的临床表现是，外阴奇痒；增生病变为皮肤增厚似皮革，隆起有皱襞或有鳞屑、湿疹样变；外阴颜色多暗红或粉红、夹杂有界限清晰的白色斑块；萎缩病变为皮肤黏膜变白、变薄、干燥易皲裂，失去弹性，阴蒂萎缩，小阴唇平坦消失，晚期皮肤菲薄皱缩，阴道口挛缩狭窄，严重者甚至影响性生活。

聚焦超声治疗后瘙痒症状明显缓解，色素基本恢复正常（图5-2），是已知治疗该病效果最好的方法，已经成为美国妇产科学会治疗该病的推荐方法。近来研究发现治疗原因不明的外阴瘙痒，也可以明显缓解瘙痒症状。

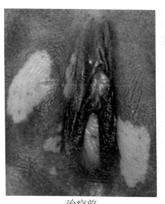
治疗前
（多个白色病损区）

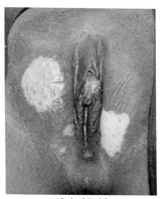
治疗后即刻
（充血水肿，表皮完整）

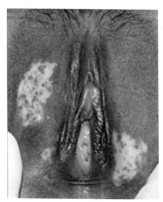
治疗后1个月
（色素岛沉积）

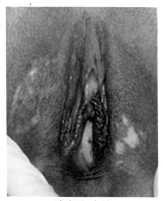
治疗后2个月
（色素基本恢复正常）

图5-2　聚焦超声治疗外阴白斑前后对比图

91

聚焦超声治疗外阴白斑前需要做哪些治疗前准备？

（1）治疗前医生会对外阴病变皮肤进行活检排除外阴癌及癌前病变。

（2）治疗医生对患者的外阴皮肤进行充分评估，包括组织弹性、皮肤厚度、有无瘢痕等，并初步估计治疗面积；对于组织质地较硬，皮肤角质层明显增厚的患者，先给予恩肤霜（0.05%氯倍他索软膏）2~3次/日涂抹患处治疗，治疗3~4周待局部增厚变硬的皮肤软化后再行聚焦超声治疗。

（3）治疗前除外急性炎症或有关合并症，体温<37.5 ℃。

（4）最佳的治疗时间为月经干净后3~7天。年幼的患者其超声治疗的时机一般应选择青春期以后。

（5）备外阴皮肤（剃除外阴毛发）。

92

聚焦超声如何治疗外阴白斑？术后需要怎样护理呢？

患者取膀胱截石位（妇科常规检查姿势），暴露外阴病变部位，常规消毒外阴，在局部麻醉、椎管内麻醉或全身麻醉下进行聚焦超声治疗。治疗后即刻用冰袋局部冰敷15分钟，使治疗区的温度尽快下降，防止皮肤继发性热损伤；每次便后给予皮肤碘伏消毒外阴；用消毒紫草油纱布外敷治疗区（或涂抹润湿烧伤膏或康复新），接着用冰袋局部间歇性冰敷（冰敷5分钟，休息5分钟），如此循环6～12小时以此来降低皮肤及皮下组织温度，同时可减少炎症介质释放，减轻组织水肿。冰敷时应防止皮肤冻伤，随时观察皮肤颜色，若发现皮肤明显苍白应立即停止冰敷。

93 外阴疾病用聚焦超声治疗后可能有哪些不良反应发生？相应的应对措施是什么？

（1）疼痛：治疗后部分患者局部疼痛，进行严格的冰敷即可减轻。

（2）外阴充血水肿：所有患者在聚焦超声治疗后因其热效应会发生局部充血水肿，术后24小时达高峰，一般1周左右消退。术前将耦合剂冷藏处理再使用可降低充血反应，同时术后即刻对外阴进行15分钟的冰敷，以后对外阴进行间歇性的冰敷（冰敷5分钟，休息5分钟）以减轻充血水肿，冰敷时间为6～12小时。冰敷时应防止皮肤冻伤，随时观察皮肤颜色，若发现皮肤明显苍白应立即停止冰敷。治疗后第1天开始给予1：5000的高锰酸钾坐浴2次/天；继续用消毒紫草油纱布外敷治疗区并用50%硫酸镁湿热敷，两者交替，2次/天，至局部水肿消退为止，同时给予

3~5 天的预防性抗炎及对症治疗。

（3）外阴局部淤血：由于超声对毛细血管的破坏作用，术后局部可能出现淤血，即出现毛细血管充盈时间缩短，局部皮肤表现为紫红（提示静脉回流障碍——静脉危象），处理如下：

①抑制炎症反应：地塞米松 10 mg+5% 葡萄糖注射液静脉滴注，2 次/天，持续 3~5 天；继之口服非甾体抗炎药。两者共同用药 1 周。

②加强静脉回流：静脉滴注或口服强力脉痔灵。

③如经过上述处理 1 天后局部体征仍无好转，加用抗凝药物。

④预防感染。

（4）外阴皮肤毒性：超声治疗的热效应会使局部组织温度升高。如局部剂量过大或术后即刻冰敷不严格会造成皮肤烫伤。轻度的烫伤形成水疱，一般在治疗后即刻或第 2 天出现，此时用无菌针头刺破水疱排出液体，继之保持局部无菌和干燥即可。

（5）迟发性溃疡：发生的时间为术后 7~14 天，临床表现为局部皮肤破溃，可见坏死组织及脓性分泌物（伴感染时）。处理方法：口服或静脉滴注抗生素 1 周，局部溃疡须用过氧化氢进行清创后，1：5000 高锰酸钾（pp 粉）坐浴 2 次/天，坐浴后局部喷康复新或金因肽（促表皮生长因子），外敷烫伤膏等，注意防止感染，一般治疗 2~3 周后痊愈。

（6）局部神经反应：超声治疗后恢复过程中可出现感觉下降或感觉过敏，表现为外阴麻木、瘙痒或疼痛，可局部应用高效糖皮质激素及神经营养药物，治疗 2~3 周可以缓解症状。

94

聚焦超声可以用于子宫复旧吗？做了子宫复旧与自然恢复相比有什么区别？子宫复旧不良的危害有哪些？

聚焦超声可以用于子宫复旧。

依据已有的研究显示：不做聚焦超声的产妇出现子宫复旧不良的发生率可以高达 39.37%，而做了子宫复旧后，出现子宫复旧不良的发生率仅为 5% 左右。

影响子宫复旧的可能因素：①体质因素：高龄产妇、产妇过胖或过瘦（因身体素质的原因易发生产后宫缩乏力，影响产后子宫复旧）；②子宫受损：产程过长、剖宫产、二次剖宫产（子宫肌纤维断裂受损，影响子宫收缩的强度）；③子宫偏大：多胎妊娠、巨大儿、羊水过多（因孕期子宫过度膨胀，产后恢复减慢）；④宫缩受损：胎盘残留、恶露滞留、子宫肌壁间肌瘤、子宫腺肌病（子宫内有占位，子宫收缩效果差）。

子宫复旧不良是指产后 6 周子宫仍未恢复至孕前状态。子宫复旧不良的危害主要有：①血性恶露量过多，持续时间延长，导致贫血，严重者甚至会切除子宫；②增加产褥感染的风险，应用抗生素治疗会影响哺乳；③影响再次妊娠。

95 生完宝宝后，我该什么时候开始通过聚焦超声进行子宫复旧？做了子宫复旧还需要做盆底康复吗？

使用聚焦超声进行子宫复旧可以帮助产后子宫尽快恢复到孕前正常状态，减少恶露流出时间，同时还可以减轻产后子宫的收缩痛，减少子宫复旧不良的发生，一般建议顺产后即刻、剖宫产后 6 小时开始进行子宫复旧。

而产后 42 天开始做的盆底康复，主要是帮助盆底肌肉的修复，预防产后张力性尿失禁（比如大笑、咳嗽、打喷嚏等腹压忽然增高情况时发生小便自溢的情况）的发生，二者并不矛盾。为了您的健康，建议您二者都应该做。

96 除了聚焦超声治疗外，目前还有哪些方法可以促进子宫复旧呢？

目前还有以下方法进行子宫复旧。

类别	临床	效果	产妇感受
手法按摩	手法不统一	外力强迫子宫收缩	疼痛，难以接受
缩宫素	过量使用	子宫强直收缩	疼痛
早期活动	伤口疼痛导致活动不便	便于恶露排出	伤口疼痛
电刺激	疗效不确切	无明确的子宫收缩	—

97 | 通过聚焦超声进行的子宫复旧理疗的周期和方法是怎样的？

重庆海扶医疗自主研发生产的超声波子宫复旧仪的理疗周期为：顺产产妇产后即可开始第一次超声治疗；剖宫产产妇产后 6 小时可开始第一次超声治疗。每次理疗 20 分钟，1~2 次/天；产后 14 天内连续治疗效果最佳。

理疗方法：产妇平卧，操作人员手持治疗头在腹部皮肤上循环画圈（图 5-3）。

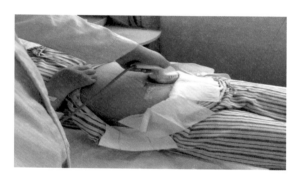

图 5-3　通过聚焦超声进行子宫复旧康复场景

98 | 通过聚焦超声进行子宫复旧时我会有什么感觉？

使用重庆海扶医疗自主研发生产的超声波子宫复旧仪进行子宫复旧时，会感觉小腹部位温热、酸胀或有轻微宫缩样胀的感觉都是正常的治疗反应，说明超声波正在促进子宫恢复；若有明显的宫缩感并伴有小腹部位较强的酸胀感，表明超声波促进子宫收缩及恶露排出，稍后即会由阴道排出淤积的恶露。这样的子宫复旧方式是所有方法里舒适度最高的。

99 | 通过聚焦超声进行的子宫复旧理疗有哪些优点？

重庆海扶医疗自主研发生产的超声波子宫复旧仪是纯物理性的治疗，不影响哺乳；是局部的非全身的治疗；无辐射，是安全有效的；是能早期促进子宫复旧的物理治疗。

100 | 聚焦超声消融术治疗也可以治疗乳腺纤维瘤吗？相比其他手术优势在哪儿？

聚焦超声消融术治疗乳腺纤维瘤，对单发的和多发的均适合，只要单个病灶最大直径不超过 5 cm。患者最好在术前做穿刺活检，排除乳腺癌。聚焦超声消融治疗的优点是无创治疗，治疗后乳房表面完好如初，无任何瘢痕。同时，与其他手术不同，这种治疗没有任何组织被取出，不会因过多组织取出后导致的乳房变形，特别是对于多发或大的纤维瘤患者。对于爱美的女性是非常不错的选择，因为用聚焦超声消融治疗可以重复治疗，反复发生乳腺纤维瘤的患者可避免多次开刀手术、避免多次手术瘢痕导致的"花"面、甚至不光滑面的出现。